好評発売中

救急・集中治療
Vol 29 No 11・12 2017

エキスパートに学ぶ
輸液管理のすべて

特集編集　鈴木　武志

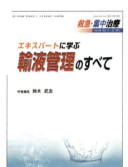

B5判／本文 172 頁
定価（本体 4,600 円＋税）
ISBN978-4-88378-553-7

目　次

- ●Introduction
  ・輸液管理とは何か？
  　―輸液管理に必要な基礎知識―
- ●Guidelines Now―海外と日本のガイドラインの現況―
  ・輸液管理に関する国内外のガイドライン

ビギナーズ編
- ●Case study
  ・Case 1：下部消化管穿孔，急性腎障害（AKI）
  ・Case 2：急性膵炎
- ●Q & A
  ・輸液製剤の種類・特徴・選択・高カロリー輸液
  ・酸塩基平衡異常，電解質異常
  ・敗血症性ショック患者の輸液管理
  ・重症急性膵炎患者の輸液管理
  ・広範囲熱傷患者の輸液管理
  ・多発外傷による出血性ショック患者の輸液管理
  ・心原性ショック患者の輸液管理
  ・急性呼吸促迫症候群（ARDS）の輸液管理
  ・心臓外科術後患者の輸液管理
  ・肝移植術後における体液 balance に着目した術後管理

アドバンス編
―重症患者の輸液管理をワンランクアップさせるために―
  ・小児脱水患者の輸液管理
  ・心肺停止蘇生中および蘇生後の輸液管理
  ・重症患者の輸液管理にはどの製剤を用いるべきか？
  ・非制限的と制限的輸液管理はどちらが良いのか？目標指向型輸液管理とは何か？
  ・急性腎障害（AKI）患者の輸液管理
  ・重症患者に対する輸血療法のタイミング

トピックス編―その常識は正しいか？―
  ・経静脈栄養は悪である
  　―その常識は正しいか？―
  ・代用血漿製剤は悪である
  　―その常識は正しいか？―

総合医学社　〒101-0061　東京都千代田区神田三崎町 1-1-4
TEL 03(3219)2920　FAX 03(3219)0410　http://www.sogo-igaku.co.jp

エキスパートに学ぶ
栄養管理のすべて

特集編集　小谷穣治

● **Introduction**

・重症患者での栄養療法総論 ………………………………………………… 東別府直紀　　1

● **Guidelines Now**─海外と日本のガイドラインの現況─

・重症患者における栄養療法に関する国内外のガイドライン ……矢田部智昭，長野　修　　11

ベーシック編

● **Case study**　典型症例と診療のポイント

・Case 1：敗血症症例 ……………………………………………………… 山田知輝　　13

・Case 2：外傷症例 ………………………………………………………… 泉野浩生　　23

● **Q & A**

・重症患者の栄養障害リスク評価法 …………………… 淺見貞晴，久保浩一郎，梨木　洋　　31

・経腸栄養耐性の評価方法と腸管蠕動改善薬の意義と効果 ……… 巽　博臣，黒田浩光　　39

・脂質：n-3PUFAs と MCT の理論とエビデンス ………………………… 神應知道　　47

・Arginine を強化した栄養剤の理論とエビデンス ……………………… 佐藤武揚　　57

- 重症患者における Glutamine 投与の理論とエビデンス ･･････････････ 福島亮治　65

- 重症患者への蛋白質の投与量とそのモニタリング ･････････････････ 白井邦博　73

- 蛋白源としてのペプチドの意義 ･････････････････････ 福永佳容子, 堤　理恵　79

- Prebiotics, probiotics, synbiotics の種類, 意義 ･････････････････ 山田知輝　87

- 抗潰瘍薬 ･･ 志馬伸朗　97

- 東洋医学的アプローチ ････････････････････････････････････ 神應知道　103

アドバンス編─重症患者の栄養管理をワンランクアップさせるために─

- 呼吸不全 ･･ 神應知道　107

- 急性腎障害 ･･ 白井邦博　113

- 肝不全 ･･ 巽　博臣, 赤塚正幸　119

- 急性膵炎 ･･ 白井邦博　125

- 中枢神経障害 ･･････････････････････････････････ 山口順子, 木下浩作　130

- 高度肥満 ･･ 東別府直紀　136

トピックス編─その常識は正しいか?─

- 静脈栄養（parenteral nutrition）─その常識は正しいか?─ ･････････ 海塚安郎　141

- 重症患者における経腸・静脈栄養の看護的な問題と対策─その常識は正しいか?─
　　･･ 清水孝宏　159

注意 本書記載の薬剤の処方に際しましては, 必ず添付文書などをご参照のうえ, 読者ご自身で十分な注意を払われますようお願い致します.

好評発売中

救急・集中治療
Vol 29 No 9・10 2017

エキスパートに学ぶ
呼吸管理のすべて

特集編集　大塚　将秀

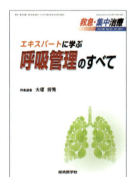

B5判／本文164頁
定価（本体4,600円＋税）
ISBN978-4-88378-552-0

目　次

- ●Introduction
  - ・呼吸管理とは何か
- ●Guidelines Now—海外と日本のガイドラインの現況—
  - ・呼吸療法に関する国内外のガイドライン

ビギナーズ編
- ●Case study
  - ・健常成人の市中肺炎
  - ・慢性閉塞性肺疾患（COPD）の急性増悪
- ●Q & A
  - ・呼吸不全と身体所見
  - ・酸素療法
  - ・Nasal High-Flow Therapy と
    Non-Invasive Positive Pressure Ventilation（NPPV）
  - ・気道確保法
  - ・加温と加湿
  - ・換気モード

- ・換気モード設定— Do and Don't —
- ・肺保護戦略
- ・鎮痛・鎮静・せん妄管理
- ・人工呼吸からのウィーニングと抜管

アドバンス編
—重症呼吸不全治療をワンランクアップさせるために—
- ・栄養管理
- ・Ventilator Associated Event（VAE）対策と
  その他の管理
- ・呼吸理学療法と早期離床
- ・人工呼吸法の限界とほかの治療法
- ・Post-Intensive Care Syndrome（PICS）

トピックス編—その常識は正しいか？—
- ・人工呼吸中は筋弛緩薬を投与しない
  —その常識は正しいか？—
- ・高度の酸素化障害では腹臥位療法を行う
  —その常識は正しいか？—

総合医学社
〒101-0061　東京都千代田区神田三崎町1-1-4
TEL 03(3219)2920　FAX 03(3219)0410　http://www.sogo-igaku.co.jp

エキスパートに学ぶ 栄養管理のすべて

　病気の治療には，言わずもがな，的確な診断と適切な治療介入が最も重要です．まずは患者を診て触って，検査して，薬物や手術などで治療介入して，あとは回復を待つ……しかし，待っている間に病態が悪化したり別の病気が出てきたりします．果たしてそれでいいのでしょうか？　いえいえ，よくよく考えると「治療は侵襲」です．治療を成功に導くためには，病気に打ち勝つことはもちろん，治療介入という侵襲に打ち勝てる体力，免疫力を維持・増進するという発想が重要であり，その最たる手段は「栄養」なのです．とは言え，かつての栄養の研究は「風が吹けば桶屋が儲かる」式の研究成果が主流で，機序の解明には至っておりませんでした．しかし，近年の分子生物学の発展に伴って，栄養学にも分子生物学的手法を用いた研究が行われるようになり，いろいろな栄養素や栄養剤の効果の機序が解明されてきています．さらに最近では，これらの栄養治療が大きな臨床研究で検証されるようになり，海外ではこれらの検証結果に基づいた「栄養治療ガイドライン」も作成されてきました．一方，日本人は食事を含む生活スタイル，体格，社会構成（特に年齢）などが海外の人々とは異なることから，日本集中治療医学会が日本人に適したガイドラインを本邦で初めて 2016 年（総論）と 2017 年（病態別）に作成しています．

　本号では，特にこれから医療を勉強する人たちをターゲットとして，急速に発展して来た栄養療法の理論とそれに基づいた実践的な治療戦略の立て方などについて特集しました．特に栄養療法の醍醐味や面白さを感じていただけるように，本邦の栄養治療のエキスパートのなかでも，理論だけではなく闘っておられる先生方に，現場の臨場感が伝わるようなナマの情報を届けていただけるような原稿を執筆していただくようにお願いいたしました．

　読者の皆さん，よくぞ本誌を手に取ってくださいました．さあ，さっそく，栄養療法の醍醐味，楽しさ，やりがいを学びましょう！

特集編集　小谷 穣治　神戸大学大学院医学研究科 災害・救急医学分野

好評発売中

救急・集中治療
Vol 29 No 3・4 2017

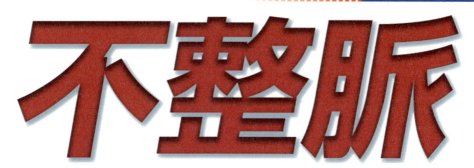

不整脈
―その常識は正しいか？―

特集編集　里見　和浩

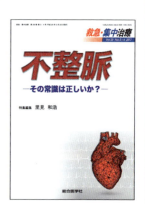

B5判／本文160頁
定価（本体4,600円＋税）
ISBN978-4-88378-548-3

目　次

I　徐脈　－その常識は正しいか？－
- 完全房室ブロックにはすべてペースメーカを考慮すべきか？
- デバイス植込み患者のMRI撮影は可能か？
- 徐脈頻脈症候群にはすべてペースメーカを挿入すべきか？
- ペースメーカ感染においては、リード・本体を完全に抜去すべきか？

II　心房頻脈性不整脈　－その常識は正しいか？－
- 持続性心房細動と診断したら抗凝固療法を導入すべきか？
- 48時間以上持続している心房細動の電気ショック時に、経食道心エコーは必須か？
- 心不全を合併した心房細動例は洞調律維持が望ましいか？
- 心房粗動と心房細動で治療方針に違いがあるか？
- 低心機能例におけるレートコントロールの第一選択は、β遮断薬か？　アミオダロンか？
- 抗凝固療法の第一選択はDOAC (direct oral anticoagulant) か？
- 心房細動患者のBNP上昇は心不全なのか？

III　心室頻脈性不整脈　－その常識は正しいか？－
- 繰返す心室細動において第一選択はアミオダロンか？
- すべてのwide QRS頻拍は電気ショックの適応か？
- 腎不全合併例に用いる抗不整脈薬はアミオダロンのみか？
- 急性心筋虚血に合併する心室頻拍にはICDは不要か？
- ブルガダ症候群の心室細動ストームに抗不整脈薬は有効か？
- どの程度QT延長をきたしたら、アミオダロンやニフェカラントは中止すべきか？
- 甲状腺機能異常を認めたらアミオダロンは中止すべきか？
- 肺実質病変がある患者にアミオダロンは禁忌か？
- 失神の既往のある肥大型心筋症はICDの適応か？

 総合医学社　〒101-0061　東京都千代田区神田三崎町1-1-4
TEL 03(3219)2920　FAX 03(3219)0410　http://www.sogo-igaku.co.jp

特集 エキスパートに学ぶ栄養管理のすべて

Introduction

重症患者での栄養療法総論

神戸市立医療センター中央市民病院 麻酔科 **東別府直紀**

Key words 早期経腸栄養，蛋白投与量

---

point

▶ 栄養療法の対象患者：重症で数日以内に十分食べられなければ対象.

▶ 栄養療法の投与ルートについて：経腸優先.

▶ 投与開始時期：循環動態が安定すればカテコラミンが入っていても栄養療法開始を検討する. 場合によっては静脈栄養も可.

▶ 投与量：蛋白は多め，エネルギーは栄養リスクのない症例では消費エネルギーよりも少ない量を初期の1週間程度投与，栄養リスクがある症例では消費エネルギーに見合った量まで数日かけて上げていく.

はじめに

重症患者に関する栄養療法のガイドラインは数多く[1~4]あるが，その推奨は概ね同じ方向である. 本項では栄養療法の基本である対象患者，投与ルート，投与開始時期，投与内容，投与量について概説する.

重症患者に栄養は必要か？

必要である.

重症患者は高度の炎症に曝されている. 米国静脈経腸栄養学会（American Society for Parenteral and Enteral Nutrition：ASPEN）での栄養障害の定義[5]，欧州臨床栄養代謝学会（European Society for Clinical Nutrition and Metabolism：ESPEN）での定義[6]どちらにも，①**体格**（体重が軽い，最近の体重の変化，食事が最近食べられていない），および②**炎症**の有無が判断基準として入っている. 体格は栄養の指標として多くの場合は妥当ではあるが，それに加えて炎症がなぜ入っているのだろうか？ 慢性的な炎症反応が続いている（透析，リウマチなど）と，なかなかエネルギー，

蛋白を充足しても体重や除脂肪体重が上がらない．それは，炎症があるとサイトカインやカテコラミン，副腎皮質ホルモンなどが分泌され，体蛋白，脂肪を分解し，C反応性蛋白（C-reactive protein：CRP）など急性相蛋白をつくる方向になり，アルブミンなどの合成は増えてはいるものの分解も増えており，血中濃度としては上がらないためである．さらに，炎症を伴わない単なる絶食の場合は除脂肪体重をできるだけ保つため，分解されるのは脂肪の比率が大きいといわれるが，本項の対象である重症患者，敗血症症例では侵襲が加わっているため脂肪のみならず**除脂肪体重**が分解されていき，一日に1kg除脂肪体重が減り，1,000kcal/dayともいわれる**内因性エネルギー**が出されるほど体組織が分解されていく．

そのため，健常人であれば蛋白の摂取量0.8g/kg/day程度で窒素の排泄量を補えるが，重症患者では窒素の排泄量が1日に10～15g/dayほど増える[4]ため，それを加味した蛋白投与量が必要といわれ，1.2g/kg/day程度は必要と考えられている．

以上から，栄養療法は重症患者にこそ必要と考えられる．実際重症患者での栄養療法の影響をみるために，カナダの臨床プラクティスガイドライン（Canadian Clinical Practice Guidelines for nutrition support in mechanically ventilated, clitically ill adult patients：CCPG)[1]や米国集中治療医学会（Society of Critical Care Medicine：SCCM）でのガイドライン[2]で，早期経腸栄養群と晩期経腸栄養群もしくは何も栄養療法を行わない群を比較したメタアナリシスでは，**早期経腸栄養群が死亡率や感染症発症率が低い**ことが示されており，早期の栄養療法が必要なことが示されている．

投与ルートについて：結局，経腸が良いの？　経静脈でも良いの？

結論：できるだけ経腸栄養で！

早期に開始された経腸栄養は経静脈栄養よりも感染症発症を抑制する点で優れているといわれる．なぜであろうか？　経腸栄養は腸管に栄養を入れることにより，腸の絨毛に管腔内から栄養素を直接投与し，かつ腸管血流を増やすことによっても腸の絨毛への栄養，酸素の投与を増量する．それにより体内で最大の免疫臓器である腸管免疫を保ち，全身の免疫能を改善すると考えられる．2014年に出た大規模研究では，早期に開始すれば経腸栄養と経静脈栄養どちらでも生命予後に差がないこと[7]が示されたが，その研究を入れても**経腸栄養によりやはり感染症は抑制される**[8]と現在は考えられている．

いつ始めればいい？

ICU入室48時間以内だが，早ければ早いほど良い．

経腸栄養は早く開始しろ，といわれるがなぜであろうか？　重症患者では集中治療室（intensive care unit：ICU）入室後6時間以内に開始した群では，24時間以降に開始した群よりも腸管の吸収能が改善し，かつ肺炎の発症率は下がったという報告がある．ICU入室後4.4時間程度で経腸栄養を始めた群は，37時間程度で始めた群よりも腸管透過性亢進を抑制した報告もある．しかし，72時間未満と腸管蠕動が戻ってから経腸栄養を開始した群を比較した研究では，益はなかった[4]．

　また，**24時間未満を早期とした研究のみを集めてメタ解析を行うと，感染症発症は早期群で有意に少なかった**[3]．

　しかし，種々の観察研究で48時間以内に開始された経腸栄養は生命予後に影響[9]している．さらに，**2種類以上カテコラミンを使っている症例で，より生命予後改善効果が強かった**[10]との報告がある．また，APACHE Ⅱ score が25以上の症例で予後が改善したとの報告もある．我が国での経腸栄養開始は遅いことが知られているが，より早期に開始していく必要がある．

経腸栄養を開始できないときとは？

低血圧およびカテコラミンをどんどん増量している最中，輸液負荷が継続的に必要な場合は開始しないほうが安全.

　経腸栄養は腸管血流を増やすことは前に述べたが，それが循環動態としては負担になることがある．ショックの症例では腸管血流は低下している．腸の血管抵抗を増やし，その分の血流を脳や心臓など重要臓器に回している．この状態で経腸栄養を入れると，腸管に血流が回る．心拍出量増大などで対応できる場合は血圧低下を避けうるが，心機能が低下していたり，大動脈解離後で血流障害があったりする場合などは，腸管の血管抵抗低下に対応できない．また，腸管内では栄養の吸入にエネルギー，酸素が必要になっている．そこで酸素の需給バランスが壊れる．その結果，**postprandial shock といわれる血圧低下，そして虚血性腸炎を生じる**ことがある．

　なお，虚血性腸炎は発症率は1％程度と低いが，発症すると死亡率が58～80％と非常に高い．そのため，SCCM/ASPEN ガイドラインでは，平均血圧60 mmHg以上になってから経腸栄養を開始すること[11]，となっている．

　ただ，カテコラミンが入っていても7割は経腸栄養投与開始可能であり，40％は経腸栄養で目標投与量を達成できたとの報告[4]や，ノルアドレナリンが0.14 μg/kg/min以下であれば経腸栄養（enteral nutrition：EN）不耐症が減ったとの報告[12]がある．後で紹介するが，ショック症例では経腸栄養を早期に投与した群では死亡率が低いとのデータもあり，**カテコラミンが投与されていることはEN開始の禁忌ではないが，増量中は避けるべきだろう.**

どのぐらいのエネルギーを投与するべきだろうか？

栄養障害がない場合は初期の1週間は控えめ（最終目標投与量の60〜70％まで），栄養障害がある場合は初期から80％程度までは投与する．

　病前の栄養障害がない，とされる症例は最初に示したように，体格〔肥満指数（body mass index：BMI）は25〜35の間，最近の体重減少がない〕，および最近の摂食量低下がないことが条件となる．

　観察研究であるが，BMIが<25，>35の症例はエネルギー投与量が多いことは生命予後改善につながったが，BMI 25〜35の症例ではエネルギーが多くても予後に関連しなかった報告がある．また，NUTRIC scoreという，重症度から主に計算される栄養リスクの判定スコアで5を超える場合は，エネルギーが多いほうが予後改善につながった報告[13]がある．なお，以下に述べるエネルギー投与量が予後と関連しなかったことを示した研究群では，2つともBMIは高く26〜32程度が多数派の症例群であり，エネルギーを減らすことによる不利益はあまりなさそうであった．我が国の症例群は，国際栄養調査の結果ではBMIが25未満が6割程度である．そのため，我が国での通常の症例で重症であれば，エネルギー投与量が多い群で予後が改善すると考えられる．

　上記を念頭において，現在のエネルギー投与量に関する推奨の策定の際に考慮された研究群をみてみよう．

経腸栄養でのエネルギー

　経腸栄養によるエネルギー投与に関する研究は数多くある．消費エネルギーと比して，投与エネルギーを軽度制限した群と通常の投与をした群の比較研究は，ArabiらのPermT trial[14]に代表される．

　2011年に行った小規模研究では軽度エネルギー制限群で予後が改善したが，2015年に発表された多施設共同研究[14]では予後にはほとんど差がなかった．ただ，腎代替療法の施行率だけは軽度エネルギー制限群で低かった．

　また，EDEN trial[15]は急性肺障害（acute lung injury：ALI）を対象とし，エネルギー投与量を約500 kcal/day群と1,300 kcal/day群に分けて比較したが，生命予後などには差がなく，消化関係の合併症が500 kcal/day群で少なかった程度だった．今現在のメタアナリシスの結果[2,4]では，投与量の多寡は生命予後に影響しないことが示されている．ただ，腎代替療法を必要とする確率は下がるため，我が国のガイドライン[4]では栄養障害がない症例ではICU入室後初期の1週間は消費エネルギーに見合った量は投与しないことを推奨している．

　しかしながら，これらの研究群[14,15]でのBMIは高く，エネルギー制限

による不利益はほとんどみられなさそうであることは前述した．そして，これらの研究を対象に行ったメタ解析の結果を，我が国の症例に適用できるか疑問である．

静脈栄養はいつ開始するべきか？

栄養障害がある場合は早めに投与してもよいが，栄養障害がないならば，1週間経ってから開始する．

■ 1. 全く経腸栄養が入らない場合

上記の経腸栄養が開始できない状態がしばらく続いた場合，静脈栄養を開始するべきか，それとも晶質液や低濃度の糖液のみで様子をみるべきか，非常に悩むことがある．現在，この問いに正面から答えられる無作為化比較試験（randomized controlled trial：RCT）は存在しないが，今わかっていることは，RCTでは経腸栄養群と経静脈栄養群は死亡率に差がないこと，観察研究では経腸栄養と経静脈栄養群で差はなく，栄養投与しない群は経腸栄養群よりも予後が悪いことは示されている．しかし，この観察研究[9]では経静脈栄養群と投与なしの群の比較の統計処理結果は示されていなかったため，静脈栄養が予後を改善するかとの検討はできない．今現在，種々のガイドライン[2〜4]では，栄養障害がない場合はICU入室後1週間程度は静脈栄養を開始しないことになっている．しかし，栄養障害がある場合は早期に始めることを推奨している．なお，病前に栄養障害がなくとも，早期に静脈栄養（parenteral nutrition：PN）を始めた群のほうが筋肉量の減りが抑制された，人工呼吸期間が0.5日短かった，との報告[16]もある．

以上より，全く栄養を入れないよりは静脈栄養を開始したほうが利益があることは推察される．1週間は様子をみることになっているが，それの背景としてカテーテル感染のリスク，コスト（PNはENよりも1患者につき20万円程度かかるとのデータもある[17]），そして数日で経口摂取できるならば特別な栄養療法は要らない[2]と考えられていることがある．

■ 2. 経腸栄養がある程度入っている場合〔補助静脈栄養（supplemental PN：SPN）〕

経腸栄養がある程度入っている場合に，消費エネルギーに比して投与エネルギーが足らない分をSPNによって補うべきかという問いには議論がある．近年のデータでは，EPaNIC trial[18]，PEPaNIC trial[19]，SPN trial[20]，TOP-UP trial[21]があり，それぞれ対照的であるため解説する．

（1）EPaNIC trial

成人を対象とした4,000例を超える大規模研究であり，ICU入室後経腸栄養は積極的に行い，消費エネルギーに満たなかった場合に静脈栄養で

足らない分を補充することを，ICU 3日目もしくは8日目から開始し，比較した研究である．結果としては，3日目からPNを投与された群では感染症発症や腎代替療法を開始する確率などが悪化した．BMIは26程度．外科系入室が多くICU滞在日数が短かった．

（2）PEPaNIC trial

EPaNIC trialの小児版ともいうべき研究である．これも1,400例を超える大規模研究である．ICU入室後経腸栄養は積極的に行い，消費エネルギーに満たなかった場合に静脈栄養で足らない分を補充することを，ICU 1日目もしくは8日目から開始し，比較した研究である．結果としては，3日目からPNを投与された群では感染症発症率，ICU在室日数，ICU生存退室までの日数が悪化した．

（3）SPN trial

EPaNICに比べより静脈栄養が必要な症例に集中している研究であり，中規模研究である．内科系入院が多く，ICU入室期間も長かった．また65％に間接熱量計による消費エネルギー測定を行い，overfeedingにならないように管理された．入室後経腸栄養は積極的に行い，消費エネルギーの60％に満たなかった場合に静脈栄養で足らない分を補充することをICU 4日目もしくは8日目から開始し，比較した研究である．結果としては，4日目から開始した群でICU入室8日目以降の感染症発症が有意に減った．ただ，減ったのは生命予後にあまり影響しない感染であったことは付記しておく．BMIは26程度．

（4）TOP-UP trial

上記の成人対象の研究が両群ともBMIが高いこと，またBMI<25，>35の群でエネルギー投与の利益が大きいこと知られている[22]ことから，BMI<25，>35の群を対象に，両群ENはもともと投与されているうえで，ICU入室初日からSPNを加えた群と，8日目から加えた群の比較であり，アウトカムは握力など身体機能である．中規模研究．本研究では院内死亡率の低下傾向，退院時の身体機能の改善傾向，生活の質（quality of life：QOL）の改善傾向がSPN群でみられたが，特にBMI<25，NUTRIC score>5の群で生命予後の改善傾向がみられた．

上記のそれぞれ対照的な研究群であるが，症例数の違いから，メタアナリシスをまとめて行うと確実にICU 8日目までのSPNは予後に不利益をもたらすという結果になる．しかし，症例群，介入の違いから，実際の患者がどの研究群にあてはまるかを考えて，それぞれSPNの適否を判断していくしかないと考えられる．

現実的には外科術後かつICUに数日しか滞在しないうえにENは少量投与している症例に中心静脈栄養（total parenteral nutrition：TPN）が術後3日から必要かといわれると，多くの場合は必要ない．しかし，SPN trialのように内科系入院で全身状態は落ち着かず，ICUにまだまだ在室しそう

な症例では TPN を早期に決断することや，BMI が低い症例で重症度も高く，EN でのエネルギーが少ない場合は早めに SPN を開始することは，さほど非常識とはいえない．

読者諸氏におかれては，ガイドラインに書いてある文言を機械的にあてはめずに，その背景の理論および臨床研究の具体的な内容を把握したうえで，目の前の症例がリスク，必要性，循環動態からどれにあてはまるのかを判断したうえで SPN の必要性を判断していただきたい．

蛋白について

現在，蛋白質の投与量はすべてのガイドラインで 1.2〜2.0 g/kg/day を投与するべきとされている．しかし強固な RCT があるわけではなく，観察研究の結果から推奨が作成されている．そして，最近その投与量に関して様々な意見が出てきているため，それを紹介したい．

■ 1．重症患者では大量に窒素を損失するが，蛋白質が多いほうが蛋白の合成が増え，窒素バランス上も有利であり，蛋白は重症患者では増量するべきである

これは以前からの考え方であり，すべてのガイドラインで今現在は高蛋白推奨の元となっている．観察研究では Weijs らによる，エネルギー投与量が目標投与量を超えるだけでは予後は改善しないが，エネルギーと蛋白がどちらも目標を超えている場合は予後が改善するとの報告[23] や，非感染で ICU に入っている症例でエネルギーが過剰になっていない症例だと蛋白投与量に沿って予後が改善するとの報告[24] がそれを支持する報告である．また，静脈からの蛋白負荷を行った RCT では，推定糸球体濾過率（estimated glomerular filtration rate：eGFR）はむしろ蛋白を負荷した群で改善した[25]．1.2 g/kg/day と 0.8 g/kg/day の投与の比較では 1.2 g/kg/day 群で握力が増え，腎機能の悪化にはつながらず機能予後の保全につながる[26] 可能性が示唆された．

■ 2．蛋白質は多すぎるほうが autophagy を抑制して予後を悪化させる

EPaNIC，PEPaNIC の結果では，EN よりも PN，さらに詳しくみてみると EN/PN 関係なくエネルギー，蛋白が多ければ autophagy が抑制[27]され，予後悪化につながったとされた．さらに PEPaNIC の結果ではエネルギー，脂質が多いことは予後に悪くないが，蛋白が多いことは感染症発症につながることが示唆[28] された．

以上の 2 つは全く逆の影響を示している．現状では，このような症例にこれぐらい蛋白を投与するなどの判断は非常に難しい．

しかしながら，PEPaNIC，EPaNIC のような介入を必要とする症例群が

どれぐらいいるだろうか？ ICU に短期間のみ滞在する術後症例に TPN で必要エネルギーを十分入れることは，なかなかないのではないだろうか？

一般的には Weijs らの観察研究のような通常の介入法で，エネルギーは過剰にならない程度として，蛋白は十分投与する管理法が望ましいと筆者としては考えている．

腎障害時の蛋白投与量

急性腎障害（acute kidney injury：AKI）の場合は制限せずに十分投与，CKD の場合は不明．

腎障害の際の蛋白の投与量には議論があるが，少なくとも ICU では AKI の際，血中尿素窒素（blood urea nitrogen：BUN）が上がるから蛋白投与量を減らす，ということは推奨されない．ICU に入るような重症病態では，全身の体組織の分解からの窒素の喪失が著しいため，十分量の蛋白を投与するべきだと考えられる．そのような状態で蛋白を制限して BUN の上昇を抑え，血液透析までの時間を稼ぐことを意図するよりは，腎臓を犠牲にしても全身管理を優先するべきではないかと考えられている．

慢性腎臓病（chronic kidney disease：CKD）の症例で腎障害が悪化した場合の対応などはまだ定かではないが，通常の CKD 症例においてすら蛋白制限を行うことが予後改善につながるかどうか議論[29]があること，CKD がバックグランドにあっても重症病態での体組織の分解などは進んでいることから，AKI と同様に蛋白制限を行う必要はないと個人的には考えている．

まとめ

栄養療法は経腸栄養（EN）が基本であり，早期経腸栄養はできるかぎり行うべきであるが，ショックが遷延している場合や重度のイレウス，短腸症候群などでは経静脈栄養（PN）をためらう必要はない．EN 投与不可かつ栄養障害ありと判断された場合は，PN を少量から開始していくべきであろう．

［文　献］

1）Heyland DK et al：Canadian Clinical Practice Guidelines 2015.
https://www.criticalcarenutrition.com/docs/CPGs%202015/Summary%20CPGs%202015%20vs%202013.pdf

2）Taylor BE, McClave SA, Martindale RG et al；Society of Critical Care Medicine；American Society of Parenteral and Enteral Nutrition：Guidelines for the Provision and Assessment of Nutrition Support Therapy in the Adult Critically Ill Patient：Society of Critical Care Medicine（SCCM）and American Society for Parenteral and Enteral Nutrition（A.S.P.E.N.）. Crit Care Med 44：390-438, 2016

3）日本版敗血症診療ガイドライン 2016 作成特別委員会：日本版敗血症診療ガイドライン 2016. 日救急医会誌 28：S1-S4, 2017

4 ）小谷穣治，江木盛時，海塚安郎 他：日本版重症患者の栄養療法ガイドライン．日集中医誌 23：185-281, 2016

5 ）White JV, Guenter P, Jensen G et al；Academy Malnutrition Work Group；A.S.P.E.N. Malnutrition Task Force；A.S.P.E.N. Board of Directors：Consensus statement：Academy of Nutrition and Dietetics and American Society for Parenteral and Enteral Nutrition：characteristics recommended for the identification and documentation of adult malnutrition (undernutrition). JPEN J Parenter Enteral Nutr. 36：275-283, 2012

6 ）Cederholm T, Barazzoni R, Austin P et al：ESPEN guidelines on definitions and terminology of clinical nutrition. Clinical Nutrition 36：49-64, 2017
http://dx.doi.org/10.1016/j.clnu.2016.09.004

7 ）Harvey SE, Parrott F, Harrison DA et al；CALORIES Trial Investigators：Trial of the route of early nutritional support in critically ill adults. N Engl J Med 371：1673-1684, 2014

8 ）Elke G, van Zanten AR, Lemieux M et al：Enteral versus parenteral nutrition in critically ill patients：an updated systematic review and meta-analysis of randomized controlled trials. Crit Care 20：117, 2016

9 ）Reignier J, Darmon M, Sonneville R et al；OutcomeRea Network：Impact of early nutrition and feeding route on outcomes of mechanically ventilated patients with shock：a post hoc marginal structural model study. Intensive Care Med 41：875-886, 2015

10）Khalid I, Doshi P, DiGiovine B：Early enteral nutrition and outcomes of critically ill patients treated with vasopressors and mechanical ventilation. Am J Crit Care 19：261-268, 2010

11）McClave SA, Martindale RG, Vanek VW et al；A.S.P.E.N. Board of Directors；American College of Critical Care Medicine；Society of Critical Care Medicine：Guidelines for the Provision and Assessment of Nutrition Support Therapy in the Adult Critically Ill Patient：Society of Critical Care Medicine (SCCM) and American Society for Parenteral and Enteral Nutrition (A.S.P.E.N.). JPEN J Parenter Enteral Nutr 33：277-316, 2009

12）Merchan C, Altshuler D, Aberle C et al：Tolerability of Enteral Nutrition in Mechanically Ventilated Patients With Septic Shock Who Require Vasopressors. J Intensive Care Med 32：540-546, 2017

13）Mukhopadhyay A, Henry J, Ong V et al：Association of modified NUTRIC score with 28-day mortality in critically ill patients. Clin Nutr 36：1143-1148, 2017

14）Arabi YM, Aldawood AS, Haddad SH et al；PermiT Trial Group：Permissive Underfeeding or Standard Enteral Feeding in Critically Ill Adults. N Engl J Med 372：2398-2408, 2015

15）Rice TW, Wheeler AP, Thompson BT et al；NIH NHLB1 Acute Respiratory Distress Syndrome Network of Investigators：Enteral omega-3 fatty acid, gamma-linolenic acid, and antioxidant supplementation in acute lung injury. JAMA 306：1574-1581, 2011

16）Doig GS, Simpson F, Sweetman EA et al；Early PN Investigators of the ANZICS Clinical Trials Group：Early parenteral nutrition in critically ill patients with short-term relative contraindications to early enteral nutrition：a randomized controlled trial. JAMA 309：2130-2138, 2013

17）Harvey SE, Parrott F, Harrison DA et al：A multicentre, randomised controlled trial comparing the clinical effectiveness and cost-effectiveness of early nutritional support via the parenteral versus the enteral route in critically ill patients (CALORIES). Health Technol Assess 20：1-144, 2016

18）Casaer MP, Mesotten D, Hermans G et al：Early versus late parenteral nutrition in critically ill adults. N Engl J Med 365：506-517, 2011

19）Fivez T, Kerklaan D, Mesotten D et al：Early versus Late Parenteral Nutrition in Critically Ill Children. N Engl J Med 374：1111-1122, 2016

20）Heidegger CP, Berger MM, Graf S et al：Optimisation of energy provision with supplemental parenteral nutrition in critically ill patients：a randomised controlled clinical trial. Lancet 381：385-393, 2013

21）Wischmeyer PE, Hasselmann M, Kummerlen C, et al：A randomized trial of supplemental parenteral nutrition in underweight and overweight critically ill patients：the TOP-UP pilot trial. Crit Care 21：142, 2017

22) Alberda C, Gramlich L, Jones N et al：The relationship between nutritional intake and clinical outcomes in critically ill patients：results of an international multicenter observational study. Intensive Care Med 35：1728-1737, 2009
23) Weijs PJ, Stapel SN, de Groot SD et al：Optimal protein and energy nutrition decreases mortality in mechanically ventilated, critically ill patients：a prospective observational cohort study, JPEN J Parenter Enteral Nutr 36：60-68, 2012
24) Weijs PJ, Looijaard WG, Beishuizen A et al：Early high protein in take is associated with low mortality and energy overfeeding with high mortality in non-septic mechanically ventilated critically ill patients. Critical Care 18：701, 2014
25) Doig GS, Simpson F, Bellomo R et al：Intravenous amino acid therapy for kidney function in critically ill patients：a randomized controlled trial. Intensive Care Med 41：1197-1208, 2015
26) Ferrie S, Allman-Farinelli M, Daley M et al：Protein Requirements in the Critically Ill：A Randomized Controlled Trial Using Parenteral Nutrition. JPEN J Parenter Enteral Nutr 40：795-805, 2016
27) Casaer MP, Wilmer A, Hermans G et al：Role of disease and macronutrient dose in the randomized controlled EPaNIC trial：a post hoc analysis. Am J Respir Crit Care Med 187：247-255, 2013
28) Vanhorebeek I, Verbruggen S, Casaer MP et al：Effect of early supplemental parenteral nutrition in the paediatric ICU：a preplanned observational study of post-randomisation treatments in the PEPaNIC trial. Lancet Respir Med 5：475-483, 2017
29) 山縣邦弘 他：CKDステージG3b〜5患者のための腎障害進展予防とスムーズな腎代替療法への移行に向けた診療ガイドライン2015.
http://reach-j.jp/wp-content/uploads/2015/07/guideline.pdf

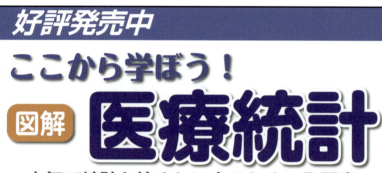
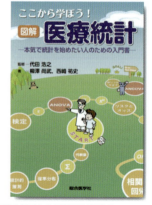

特集 **エキスパートに学ぶ栄養管理のすべて**

Guidelines Now
―海外と日本のガイドラインの現況―

重症患者における栄養療法に関する 国内外のガイドライン

矢田部智昭[1]，長野 修[2]

[1] 高知大学医学部 麻酔科学・集中治療医学講座
[2] 高知大学医学部 災害・救急医療学講座

2016 年に本邦で初めて重症患者における栄養療法に関するガイドライン，「日本版重症患者の栄養療法ガイドライン」（日本版ガイドライン）[1]，が日本集中治療医学会から公表された．これまで集中治療領域における栄養ガイドラインは，American Society for Parenteral and Enteral Nutrition（ASPEN）と Society of Critical Care Medicine（SCCM）によるガイドライン（ASPEN/SCCM ガイドライン），European Society for Clinical Nutrition and Metabolism（ESPEN）ガイドライン，Canadian Clinical Practice Guidelines Committee によるガイドラインが本邦でも参照されてきた．

■ 1. 日本版ガイドライン

今回，公表された日本版ガイドラインはこれらの海外のガイドラインの日本語訳ではない．推奨決定の基になるエビデンスも

既存のメタアナリシスやガイドラインを参照しただけではなく，必要に応じてシステマティックレビューから実施した Clinical Question（CQ）もある．また，海外のガイドラインと同じようなエビデンスでも本邦の医療を鑑みて推奨の決定が行われ，本邦で実施されているが海外のガイドラインでは言及されていない内容も取り入れられている[1]．

■ 2. ASPEN/SCCM ガイドライン 2016 との比較

同じ 2016 年に公開された ASPEN/SCCM ガイドライン 2016 といくつか実際に比較してみる[2]．例えば栄養投与ルートとして経腸栄養と経静脈栄養どちらを選択するかという CQ では，両者とも経腸栄養を選択するとしている．推奨の方向は同じであるが，日本版ガイドラインではメタアナリシ

栄養療法ガイドラインの利用方法
①複数のガイドラインを読む
・集中治療における栄養療法はエビデンスが十分でない
・複数のガイドラインを読むことで，コンセンサスの得られている領域を知ることができる
②推奨文だけでなく解説も読む
・日本版ガイドラインの解説にはエビデンスのまとめが詳細に書かれている
・全体を読むことで「栄養療法の教科書」になる

栄養療法ガイドラインの課題
・エビデンスのほとんどが本邦とは体型の異なる欧米のもの
→本邦で多くの研究が実施されることが期待される

スを実施し，経腸栄養と経静脈栄養の両者で死亡率に有意差はないが，感染症発生の抑制の点で経腸栄養が優れていることを示している[1]．このように推奨決定のプロセスが異なっていても同じ方向の推奨になっている CQ が当然，存在する．次に蛋白投与量に関する CQ ではどうだろうか？ASPEN/SCCM ガイドライン 2016 では，十分な蛋白を投与すべきであると提案しており，その量としても 1.2〜2.0 g/kg/day であるとしている[2]．一方で，日本版ガイドラインでは，至適蛋白投与量は不明であるとしている[1]．両者とも蛋白投与量が明確に患者のアウトカムを改善するというエビデンスに乏しいことは解説で述べているが，推奨の方向が異なっている．同様に，ARDS（acute respiratory distress syndrome）患者における n-3 系脂肪酸などを強化した経腸栄養に関する CQ では，似たようなエビデンスを基にしているが，日本版ガイドラインが使用することを弱く推奨しているのに対して，ASPEN/SCCM ガイドライン 2016 では推奨決定することをできないとして，両者に違いがある．日本版ガイドライン独自の CQ もいくつか存在する．本邦で腸管運動改善を目的に大建中湯や六君子湯といった漢方薬が利用されている現状を反映して，漢方薬の投与に関する CQ がある．この CQ では委員会が独自にシステマティックレビューを行い，RCT（randomized controlled trial）が検出されなかったため，十分なエビデンスはないとしている．また，看護師視点の CQ が日本

版ガイドラインでは存在し，例えば，経腸栄養管理中の激しい下痢に対して便失禁管理システムを使うかというものがある．ここでも委員会が独自にシステマティックレビューを行い，使用を弱く推奨するとしている．日本版ガイドラインと ASPEN/SCCM ガイドライン 2016 を読むことで，広くコンセンサスが得られている領域はどこなのか，逆に議論の分かれる領域はどれなのかを知ることができる．また，日本版ガイドラインの解説をしっかり読めば，集中治療領域における現在のエビデンスを学ぶことができるので，CQ と推奨だけでなく，全体を参照されることをお勧めしたい．

■ 3. 今後への期待

　集中治療領域における栄養療法は重要な治療の 1 つであるが，注目されるようになって日が浅い．そのためエビデンスが十分にないのが，それぞれのガイドラインをみても明らかである．また，栄養療法に関する研究の多くは欧米やオセアニアを中心に行われ，ガイドラインでもその研究を基に推奨決定がなされている．しかし，欧米やオセアニアにおける研究の対象患者の体型は，本邦の集中治療患者と BMI（body mass index）で 5 程度異なる．したがってガイドラインを参照するにあたってはこの点にも注意が必要である．今後，本邦から集中治療患者における栄養療法に関する研究が多く実施され，将来，日本版ガイドラインの改訂版が出版される際のエビデンスになることが期待される．

[文　献]

1）日本集中治療医学会重症患者の栄養管理ガイドライン作成委員会：日本版重症患者の栄養療法ガイドライン．日集中医誌 23：185-281, 2016

2）McClave SA, Taylor BE, Martindale RG et al：Guidelines for the Provision and Assessment of Nutrition Support Therapy in the Adult Critically Ill Patient：Society of Critical Care Medicine（SCCM）and American Society for Parenteral and Enteral Nutrition（A.S.P.E.N.）. JPEN J Parenter Enteral Nutr 40：159-211, 2016

特集 エキスパートに学ぶ栄養管理のすべて

Case study

ベーシック編

その1：
敗血症症例

大阪警察病院 ER・救命救急科　**山田知輝**（やまだ ともき）

Key words 敗血症, SSCG, 経腸栄養, 経静脈栄養, 血糖管理

point

▶ 敗血症診療において栄養療法は重要視されつつある.

▶ 敗血症では早期経腸栄養が推奨される.

▶ 重症患者では, 目標カロリーを最初から全量投与することは推奨されない.

▶ 敗血症治療では, 血糖管理も重要であり, 血糖変動が予後に影響する可能性もある.

症例提示

症　　例：75歳, 男性

主　　訴　呂律困難, 嘔吐.

現 病 歴　来院前日夕まではいつもと変わらず. 来院日朝にぐったりし, 嘔吐しているところを家人に発見され, 近医受診. 自力歩行困難で呂律困難もあり, SpO_2 の低下もあり当院紹介搬送となった.

既 往 歴　糖尿病.

内 服 薬　エソメプラゾール 20mg, シタグリプチン 50mg, ビオグリダゾン 30mg.

アレルギー　特記すべきことなし.

身 体 所 見　血圧 82/60mmHg, 心拍数 79/min, 呼吸数 28/min, SpO_2 90%（酸素 3L/min 鼻カニュラ）, 体温 37.7℃.

　　　　　　意識レベル：E3V5M6, 瞳孔所見 3.0/3.0mm, 対光反射＋/＋.

　　　　　　口腔内汚染・乾燥著明.

入院時検査所見

　　［血　算］WBC 11,200/mL（Neut 80.7%）, Hb 12.5g/dL, PLT 7.1万/mL

　　［止　血］PT-INR 0.88, APTT 26.1sec, D-dimer 2.30μg/mL

　　［生化学］T-Bil 3.2mg/dL, TP 5.1g/dL, Alb 2.5g/dL, BUN 37.0mg/dL,

Cre 2.24mg/dL, Na 136mEq/L, K 2.3mEq/L, CRP 11.02mg/dL, 血糖 410mg/dL
［血液ガス］pH 7.509, PaCO$_2$ 51.7mmHg, PaO$_2$ 76.6mmHg, HCO$_3^-$ 40.2mEq/L, base excess 15.1mEq/L, Lactate 40.2mg/dL（酸素マスク 5L/min）
［胸部X線］（図1）
［胸部CT］（図2）

入院後経過（図3） 酸素化不良，意識障害にて来院し，ショック，高血糖を認めた．大量輸液を開始し，気管挿管・人工呼吸器管理とした．CT上右下肺の肺炎あり，肺炎を起源とした敗血症性ショックと診断し，抗生剤はメロペネムから開始．ショックは遷延しノルアドレナリン，少量ステロイド（ヒドロコルチゾン）療法を開始し，ICU入院．

その後循環の改善を認め，ノルアドレナリンは第4病日に終了．ステロイドは徐々に減量し，第7病日に終了した．経腸栄養は3病日（入院40時間後）より経胃的に持続投与で少量より開始し，血糖管理をしながら徐々に投与量を増し，1週間かけて目標投与エネルギー（25kcal/kg/dayに設定）に達した．

全身状態安定が得られたため第9病日に抜管．肺炎・尿路感染も改善あり，第11病日で抗生剤を投与終了した．

せん妄，嚥下機能低下を認め，しばらく経腸栄養を間欠投与で栄養管理したが，その後改善し，食事も経口摂取可となった．血糖はインスリンスライディングスケールにて管理．全身状態は安定し第29病日に転院となった．

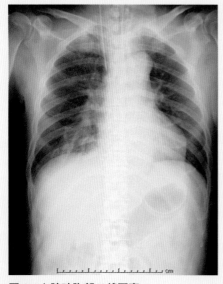

図1 入院時胸部X線写真

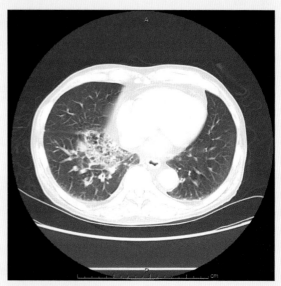

図2 入院時胸部CT

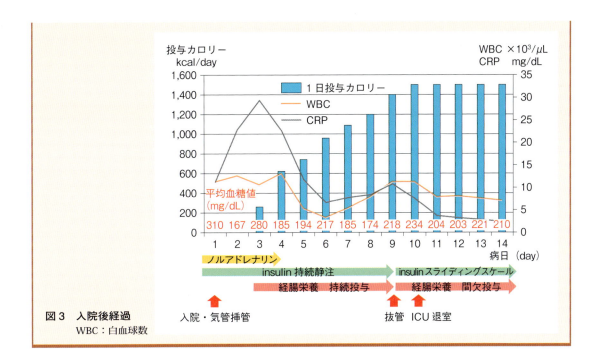

図3　入院後経過
WBC：白血球数

診療の進め方

　敗血症（sepsis）では，感染を原因とし，全身へ大きな侵襲が加わることで，生体が必要とするエネルギーに加え，免疫応答や創傷治癒に必要なエネルギーを得るために，生体内では蛋白異化が亢進する．そのため，敗血症に対する栄養管理は特に免疫能の維持・改善，損傷組織や臓器の回復という観点からも極めて重要である．

　sepsisの治療ガイドラインはSurviving Sepsis Campaign Guideline（SSCG）が広く用いられるが，2008年（第2版）[1]までは早期経腸栄養などの栄養療法についてはほとんど記載がなかった．しかしながら，2012年（第3版）[2]には支持療法のなかに「栄養」の項ができ，2016年（第4版）[3]では独立した項として「栄養」について記載されるようになったのに加え，日本版敗血症診療ガイドライン2016[4]でも栄養につき独立した項で記載されており，その重要性が認識されるようになっている．また，重症病態における栄養管理に関しては，欧州静脈経腸栄養学会（European Society for Clinical Nutrition and Metabolism：ESPEN）が2006年に発表した経腸栄養ガイドラインの集中治療に関する項[5]や，米国静脈経腸栄養学会（American Society for Parenteral and Enteral Nutrition：ASPEN）と米国集中治療医学会（Society of Critical Care Medicine：SCCM）が共同で2009年に発表した重症患者向け栄養ガイドライン[6]，さらには2003年にカナダのCritical Care Nutritionグループから発表され，Web上で適時改訂されている「人工呼吸器管理下の成人ICU患者に対する栄養ガイドライン」[7]があり，日本でも2016年に日本版重症患者の栄養療

法ガイドライン[8] が発表され，評価されつつある．

本項では，敗血症に対する栄養療法に関する最近の知見について解説する．

いつから，どこから投与するか

■ 1．経腸か経静脈か

一般に，重症患者の栄養管理は，経腸栄養が経静脈栄養よりも，良いとされる[*1]．敗血症患者のみを対象にしたわけではないものの，重症患者を対象に経腸栄養と静脈栄養を比較した研究のメタ解析では，経腸栄養を優先的に行うことにより感染症発生率および入院日数は減少し[10]，24時間以内に経腸栄養を開始することで死亡率も低下する[11, 12] ことが示された．これらの結果から，我が国も含め，複数の急性期栄養ガイドラインでは24〜48時間以内に経腸栄養を始めることを推奨している．しかしながら，2014年に発表されたCALORIES研究では，集中治療室（intensive care unit：ICU）患者を対象に，同様の栄養投与計画で，経腸か経静脈かを比較するための無作為化比較試験（randomized controlled trial：RCT）を行っており，結果，30日死亡率や感染合併率に有意差は認めなかった[13]．この結果からは経静脈栄養を行ううえでのルート管理などが適切にされ，栄養投与計画が適切であれば（早期に投与が開始され，過剰投与を避け，血糖管理も適切に行うことができれば）投与ルートによる違いはないと考えられる．この結果は経腸栄養至上主義からの脱却ともいっていい結果である．しかしながら経腸栄養は生理的であるというメリットはゆるぎなく，かつ，経腸栄養の有害事象は少なく，医療コストの面でも経静脈栄養より安価なことからも経腸栄養を第一選択としながらも，無理せずに必要なら経静脈栄養も考慮するというのが，適切な栄養管理であると考えられる．日本版敗血症診療ガイドラインでも「ICU管理を要する敗血症に対して静脈栄養より経腸栄養を優先することを強く推奨する」とされている．

■ 2．経胃か経小腸か

経腸栄養の投与経路を通常の胃内投与（経胃ルート）とするか，透視下または内視鏡下に栄養投与チューブを進めて十二指腸または空腸に投与する方法（幽門後ルート[*2]）とするかについても議論がある．2003年のシステマティック・レビューでは，すべての患者に幽門後ルートを用いることの優位性は示されず，経胃ルートでより早期に経腸栄養を開始すること，胃残渣量が増量すれば腸管蠕動亢進薬（メトクロプラミド，エリスロマイシンなど）を用いること，経胃栄養に対し不耐性がある患者には幽門後ルートを用いること，を推奨している[15]．したがって筆者も含め一般には，経胃ルートで経腸栄養をまず早期に開始し，嘔吐・胃食道逆流が生じ薬剤などでのコントロールができなければ，透視下または内視鏡下に空

[*1] 腸管粘膜の維持，主に腸管関連リンパ組織（gut associated lymphoid tissue：GALT）を介する腸管免疫，バクテリアルトランスロケーションとそれにひき続く多臓器不全の予防，などに有効とされている[9]．

[*2] 幽門後ルートを用いると，嘔吐・胃食道逆流が明らかに減り，誤嚥性肺炎などの合併症を減らすことができる[14]．

腸までチューブ先端を進め，経腸栄養を継続するようにしている．

■ 3. 経腸栄養の開始時期

前述のごとく，重症病態一般に対し，早期経腸栄養を行うことで，死亡率や感染合併率を低下させることができるとする報告が，メタ解析も含め複数あることから，治療開始後 24 時間以内，遅くとも 48 時間以内に経腸栄養を開始することが推奨されている[*3].

しかしながら，高用量の昇圧薬投与，大量輸液，大量輸血が必要な場合など，循環動態不安定な患者に対しては，血行動態が安定するまでは経腸栄養の開始を控えるべきとも考えられている．これについては経腸栄養を控えるべきとする明確なエビデンスはなく，むしろこうしたショック下でも経腸栄養は可能であり，良好な転帰と関連するといった観察研究も複数ある[16,17].それでもショックが遷延している場合は経腸栄養を控えるべきとするのは，循環動態が不安定な症例では腸管血流が低下しており，経腸栄養の投与により消化管での酸素消費量の増大を生じ，腸管血流は増加し[18]，結果として腸管虚血，壊死をひき起こすことがあるとされるからである．このことについての結論は出ていないが，各栄養ガイドラインでは血行動態が不安定な患者への経腸栄養開始は控えるべきという保守的な推奨になっている．筆者も無理して経腸栄養を始めることのメリットとデメリットを考慮したうえで，循環動態改善を優先し，その後から経腸栄養を開始すべきと考えている．

どれくらい投与するか

■ 1. 目標エネルギー投与量の設定

重症患者の安静時エネルギー消費量は，侵襲に対応して代謝亢進が生じ増大する．至適投与カロリーの評価は，間接熱量計を用いて測定するのが最も正確と考えられるが，実際には，Harris–Benedict 式などの消費カロリー予測式を用いることが多い．こうした至適投与量計算法は 200 以上存在しており，最適な計算方法はわかっておらず，近年の各国の栄養ガイドラインでは 25〜30 kcal/kg/day を推奨している．

■ 2. 目標エネルギー量を最初から投与するか

急性呼吸促迫症候群（acute respiratory distress syndrome：ARDS）患者に対し，第 1 病日から必要カロリーを経腸投与する方法と，少量から開始し徐々に増加させる方法との比較をした大きな研究では，人工呼吸器装着期間，死亡率，新たな感染症合併率などに有意差はなく，嘔吐，逆流，便秘，胃内容増加といった消化管合併症が前者に多いと報告された[19].実際には前者では 1,300 kcal/day，後者では 400 kcal/day の投与であった．また，〔急性肺障害（acute lung injury：ALI）≒比較的軽症のARDS〕患者への入院中を通じて（3〜4 週間）の栄養投与を，積極的栄養

[*3] 日本版敗血症診療ガイドラインでも「敗血症発症後，数日のうちに経口摂取で十分な量のエネルギーを摂取できない見込みである場合は，早期（48 時間以内）に経腸栄養を開始することを推奨する」とされている．

療法群（25 kcal/kg/day，蛋白 82 g/day）と標準ケア群（16.6 kcal/kg/day，蛋白 60 g/day）とに分けたところ，積極的栄養療法群で有意に死亡率が高かったとの結果になった[20]．これらの結果などから，一般的に最初から経腸栄養で全必要カロリー量を投与することは推奨されていない．一方で，最初の 14 日間，蛋白量を同じにすれば投与量が少なくても 90日死亡率は変わらないという研究結果も報告されており[21]，急性期は総カロリーを保つことは不要であり，十分蛋白を投与することが重要かもしれない．また，エネルギー制限投与に関する RCT を対象として日本版重症患者の栄養療法ガイドラインで行ったメタ解析の結果からは，消費エネルギーに見合った量（消費エネルギーの 70〜90％程度）を最初から投与することは，その 25〜70％程度投与（制限投与）することに比して，死亡率や感染率などの重要な予後に関して利益を示さなかったことに加えて，持続的腎代替療法（continuous renal replacement therapy：CRRT）施行率はエネルギー制限投与により有意な改善を示したため，むしろ積極的に早期はエネルギーを制限するほうが有益であるかもしれない．これらのことから日本版敗血症診療ガイドラインでも「敗血症発症以前に栄養障害がない場合は，初期（1 週間程度）はエネルギー消費量に見合う量を投与しないことを提案する」とされている．

経静脈栄養はいつから始めるか？

■ 1．経腸栄養を開始できているとき

前記のごとく経腸栄養はゆっくり開始するほうが良いため，必要栄養量のうち急性期に経腸栄養でまかなえない分の静脈栄養を併用（補足的静脈栄養）することで十分なカロリー投与をするという考え方もある．しかしながら，ICU 患者において入室後 1 週間以内に経腸栄養の不足分を静脈栄養を併用して補うと，静脈栄養で補わなかったときに比べ，感染合併症が増え，回復を遅らせ，コストが増すことが大規模前向き研究で示された[22]．また，この研究は半数以上が心臓外科手術後患者であったが，敗血症患者を対象にした subgroup 解析でも同様の結果であった．したがって重症患者において，初期 7 日間においては経腸栄養をゆっくりと増量していくことを推奨するが，目標カロリーを目指して補足的静脈栄養を行うことは予後悪化の危険性があると考えられている．しかしながら，この研究とほぼ同時期に行われた研究で，逆の結果もみられ[23]，補足的経静脈栄養の有用性に関しては現在も活発な議論が続いている．これらをふまえ，日本版敗血症診療ガイドラインでは「敗血症，敗血症性ショックの発症以前に栄養障害がなく，入院 1 週間以内に経腸栄養が開始できている場合は，入院 1 週間以内の静脈栄養を行わないことを提案する」という弱い推奨になっている．

■ 2. 経腸栄養を開始できないとき

　経腸栄養が使用できない ICU 患者に対する静脈栄養の開始時期は定まっていない．早期経腸栄養の相対的禁忌患者に対して，初日から積極的に静脈栄養を行う群と経腸栄養が可能になるまで待って経腸栄養を開始する群とで比較した大規模 RCT では，早期経静脈栄養を行っても 60 日死亡率は改善しないという結果であった．しかしながら人工呼吸器装着期間の短縮，血小板減少期間の短縮，筋力低下/脂肪喪失量の減少が有意に認められ，少なくとも経静脈栄養を行うことで明らかな害もないことも示している[24]．前述の CALORIES 研究でも，ICU 患者への経静脈栄養で徐々に投与量を増量することで，経腸栄養に比し，30 日死亡率や感染合併率に有意差は認めなかったとしていることからも，経腸栄養不可の重症患者に対し早期経静脈栄養を行うことは理にかなっているかもしれない．このことは，はっきりとした結論は出ておらず，今後も議論されるべきであろうと考える．

血糖コントロールはどうするか？

　重症患者では，侵襲に伴い耐糖能異常が生じ[*4]，生命予後や合併症に影響を及ぼす[25]．特に非糖尿病患者において，高血糖は死亡率を上昇させる要因である[26]．

　至適血糖値についても議論がある．有名な 2001 年のルーヴェン試験は外科系 ICU 患者 1,548 名を対象とした前向き研究であり，強化インスリン療法を行い，血糖値を 80〜110 mg/dL に保った群は，従来型血糖管理群に比べ ICU 死亡率・院内死亡率が有意に低下したと報告した[27]．

　しかしながら，その後複数の報告があるが，そのなかでも 2009 年の NICE-SUGAR study はルーヴェン試験と同様に，ICU 患者を血糖値 80〜110 mg/dL で管理したらかえって死亡率が上がったと報告した[28]．この研究は 42 施設の内科系・外科系 ICU 患者 6,022 名を対象とした RCT で，目標血糖値 81〜110 mg/dL とした強化インスリン療法群と，目標血糖値 180 mg/dL 以下とした従来型血糖管理群を比較したところ，強化インスリン群で 90 日死亡率が有意に上昇し，かつ低血糖が多かった．このためこの研究では ICU 患者に対する血糖 80〜110 mg/dL に保つ管理は低血糖のリスクを増し，死亡率を上昇させる，と結論付けた．この NICE-SUGAR study は急性期の血糖管理の分野で最も信頼に足る RCT とされ，各種急性期治療のガイドラインで血糖管理目標は 110〜180 mg/dL の範囲内とされている．日本版敗血症診療ガイドライン 2016 でも，重症患者の栄養管理ガイドラインでも，目標血糖値は 180 mg/dL 以下とし，強化インスリン療法は行わないとしている．

　もともと糖尿病などで血糖管理が不良であった患者が重症化した場合，積極的な血糖管理により低血糖発生率が高いと報告されており，目標血糖値は 180 mg/dL 以上で設定されることが妥当であると推測される[29]．し

[*4] 敗血症を含め，侵襲を受けた患者は，炎症性サイトカイン，カテコラミンなどを放出し肝臓での糖新生亢進などをきたし高血糖になるほか，インスリン抵抗性が増したり，治療での栄養投与や糖質コルチコイド，血管収縮薬などにより高血糖をきたす．

かしながら，糖尿病患者での敗血症など重症化時においては未だ推奨される至適血糖値ははっきりしていない．

また，重症患者においてその管理中の血糖値の変動が大きいと死亡率が上昇することも示されている[30,31]．特に液体の経腸栄養剤では固形食よりも胃からの排泄ならびに吸収が早く，注入時の急激な血糖上昇反応やその後のインスリン過剰分泌反応に伴う反応性低血糖が起こりやすく，血糖変動が大きいといえる．このため，敗血症など重症管理中は血糖変動をなるべく小さくする栄養管理・血糖管理が重要である可能性がある．

まとめ

以上のサマリーを表1に示す．敗血症は感染症に対する治療に加え，全身管理が極めて重要であり，そのなかでも栄養管理が重要であるという認識は増してきている．敗血症患者の予後を改善するために，幅広い知見をもち，適切な栄養管理を行うことを意識して治療にあたるべきであると考える．

表1 敗血症患者の栄養管理：summary

いつから，どこから投与するか
1) 経腸か経静脈か：経腸栄養を第一選択としながら，必要なら経静脈栄養も考慮する．
2) 経胃か経小腸か：経胃ルートで開始し，難治性の嘔吐・胃食道逆流が生じた場合は経空腸ルートでの経腸栄養を考慮する．
3) 経腸栄養の開始時期：入院48時間以内に経腸栄養を開始することが望ましい．ただし，血行動態が不安定な状態での経腸栄養開始は控えるほうが無難である．

どれくらい投与するか
1) 目標エネルギー投与量の設定：25〜30kcal/kg/day が推奨される．
2) 目標エネルギー量を最初から投与するか：最初から経腸栄養で全必要カロリー量を投与することは推奨されず，1週間ほどかけて徐々に増量していくことが好ましい．

経静脈栄養はいつから始めるか？
1) 経腸栄養を開始できているとき：入院1週間以内に経腸栄養が開始できている場合は，補足的な静脈栄養を行わないほうが好ましい．
2) 経腸栄養を開始できないとき：経腸栄養不可の重症患者に対し早期経静脈栄養を行うことに害はなさそうだが，まだ結論は出ていない．

血糖コントロールはどうするか？
1) 非糖尿病患者：非糖尿病の敗血症管理中の血糖値は 80〜110mg/dL の範囲にすることが好ましい．
2) 糖尿病患者：もともと血糖管理不良患者の目標血糖値は 180mg/dL 以上であると推測される．
3) 血糖値変動：血糖値の変動が大きいことも予後を悪くする可能性がある．

［文　献］

1) Dellinger RP, Levy MM, Carlet JM et al：Surviving Sepsis Campaign：international guidelines for management of severe sepsis and septic shock：2008. Intensive Care Med 34：17-60, 2008

2) Dellinger RP, Levy MM, Rhodes A et al；Surviving Sepsis Campaign Guidelines Committee including The Pediatric Subgroup：Surviving Sepsis Campaign：international guidelines for management of severe sepsis and septic shock, 2012. Intensive Care Med 39：165-228, 2013

3) Rhodes A, Evans LE, Alhazzani W et al：Surviving Sepsis Campaign：International Guidelines for Management of Sepsis and Septic Shock：2016. Intensive Care Med 43：304-377, 2017

4) 西田　修，小倉裕司，井上茂亮　他：日本版敗血症診療ガイドライン2016．日救急医会誌 28：S1-S232, 2017

5) Kreymann KG et al；DGEM (German Society for Nutritional Medicine), Ebner C et al；ESPEN (European Society for Parenteral and Enteral Nutrition)：ESPEN Guidelines on Enteral Nutrition：Intensive care. Clin Nutr 25：210-223, 2006

6) McClave SA, Martindale RG, Vanek VW et al；A.S.P.E.N. Board of Directors；American College of Critical Care Medicine；Society of Critical Care Medicine：Guidelines for the Provision and Assessment of Nutrition Support Therapy in the Adult Critically Ill Patient：Society of Critical Care Medicine (SCCM) and American Society for Parenteral and Enteral Nutrition (A.S.P.E.N.). JPEN J Parenter Enteral Nutr 33：277-316, 2009

7) Heyland DK, Dhaliwal R, Drover JW et al；Canadian Critical Care Clinical Practice Guidelines Committee：Canadian clinical practice guidelines for nutrition support in mechanically ventilated, critically ill adult patients. JPEN J Parenter Enteral Nutr 27：355-373, 2003

8) 日本集中治療医学会重症患者の栄養管理ガイドライン作成委員会：日本版重症患者の栄養療法ガイドライン．日集中医誌 23：185-281, 2016

9) Weissman C：Nutrition in the intensive care unit. Crit Care 3：R67-R75, 1999

10) Peter JV, Moran JL, Phillips-Hughes J：A metaanalysis of treatment outcomes of early enteral versus early parenteral nutrition in hospitalized patients. Crit Care Med 33：213-220；discussion 260-261, 2005

11) Doig GS, Heighes PT, Simpson F et al：Early enteral nutrition, provided within 24 h of injury or intensive care unit admission, significantly reduces mortality in critically ill patients：a meta-analysis of randomised controlled trials. Intensive Care Med 35：2018-2027, 2009

12) Simpson F, Doig GS：Parenteral vs. enteral nutrition in the critically ill patient：a meta-analysis of trials using the intention to treat principle. Intensive Care Med 31：12-23, 2005

13) Harvey SE, Parrott F, Harrison DA et al；CALORIES Trial Investigators：Trial of the route of early nutritional support in critically ill adults. N Engl J Med 371：1673-1684, 2014

14) Heyland DK, Drover JW, MacDonald S et al：Effect of postpyloric feeding on gastroesophageal regurgitation and pulmonary microaspiration：results of a randomized controlled trial. Crit Care Med 29：1495-1501, 2001

15) Marik PE, Zaloga GP：Gastric versus post-pyloric feeding：a systematic review. Crit Care 7：R46-R51, 2003

16) Mancl EE, Muzevich KM：Tolerability and safety of enteral nutrition in critically ill patients receiving intravenous vasopressor therapy. JPEN J Parenter Enteral Nutr 37：641-651, 2013

17) Khalid I, Doshi P, DiGiovine B：Early enteral nutrition and outcomes of critically ill patients treated with vasopressors and mechanical ventilation. Am J Crit Care 19：261-268, 2010

18) Kazamias P, Kotzampassi K, Koufogiannis D et al：Influence of enteral nutrition-induced splanchnic hyperemia on the septic origin of splanchnic ischemia. World J Surg 22：6-11, 1998

19) National Heart Lung, and Blood Institute Acute Respiratory Distress Syndrome (ARDS) Clinical Trials Network, Rice TW et al：Initial trophic vs full enteral feeding in patients with acute lung injury：the EDEN randomized trial. JAMA 307：795-803, 2012

20) Braunschweig CA, Sheean PM, Peterson SJ et al：Intensive nutrition in acue lung injury：a clinical trial (INTACT). JPEN J Parenter Enteral Nutr 39：13-20, 2015

21) Arabi YM, Aldawood AS, Haddad SH et al；PermiT Trial Group：Permissive Underfeeding or Standard Enteral Feeding in Critically Ill Adults. N Engl J Med 372：2398-2408, 2015

22) Casaer MP, Mesotten D, Hermans G et al：Early versus late parenteral nutrition in critically ill adults. N Engl J Med 365：506-517, 2011

23) Heidegger CP, Berger MM, Graf S et al：Optimisation of energy provision with supplemental parenteral nutrition in critically ill patients：a randomised controlled clinical trial. Lancet 381：385-393, 2013

24) Doig GS, Simpson F, Sweetman EA et al；Early PN Investigators of the ANZICS Clinical Trials Group：Early parenteral nutrition in critically ill patients with short-term relative contraindications to early

enteral nutrition: a randomized controlled trial. JAMA 309: 2130-2138, 2013
25) Dungan KM, Braithwaite SS, Preiser JC: Stress hyperglycaemia. Lancet 373: 1798-1807, 2009
26) Rady MY, Johnson DJ, Patel BM et al: Influence of individual characteristics on outcome of glycemic control in intensive care unit patients with or without diabetes mellitus. Mayo Clin Proc 80: 1558-1567, 2005
27) van den Berghe G, Wouters P, Weekers F et al: Intensive insulin therapy in critically ill patients. N Engl J Med 345: 1359-1367, 2001
28) NICE-SUGAR Study Investigators, Finfer S, Chittock DR et al: Intensive versus conventional glucose control in critically ill patients. N Engl J Med 360: 1283-1297, 2009
29) Kar P, Jones KL, Horowitz M et al: Management of critically ill patients with type 2 diabetes: The need for personalised therapy. World J Diabetes 6: 693-706, 2015
30) Egi M, Bellomo R, Stachowski E et al: Variability of blood glucose concentration and short-term mortality in critically ill patients. Anesthesiology 105: 244-252, 2006
31) Krinsley JS: Glycemic variability: a strong independent predictor of mortality in critically ill patients. Crit Care Med 36: 3008-3013, 2008

特集 エキスパートに学ぶ栄養管理のすべて

ベーシック編

Case study

その2：
外傷症例

りんくう総合医療センター・大阪府泉州救命救急センター　**泉野浩生**

Key words 重症外傷，早期経腸栄養

point

▶ ほかの重症病態の栄養療法と大きな違いはないが，外傷患者の特徴を知っておかなければならない．

▶ 早期経腸栄養を目指す．

▶ 腸管のアセスメント（虚血・損傷のサイン，忍容性の評価）を行いながら，経腸栄養を確立する方法を考える．

症例提示

症　例：45歳，男性

病状経過　フォークリフト作業中に体幹を挟まれて受傷した．受傷から30分経過して救出され，当院に救急搬送された．搬入時，血圧80/45mmHg，心拍数110回/min，乳酸値8.7mmol/Lとショック状態を呈していた．また，呼吸音の左右差と胸部の圧痛，胸部X線写真にて左血気胸を認め，胸腔ドレナージを行った（出血量140mL）（図1a）．経口気管挿管のうえ，massive transfusion protocolでの緊急輸血，resuscitative endovascular balloon occlusion of the aorta（REBOA）を行って初期蘇生を行いつつ，緊急interventional radiology（IVR）を施行した．左腎動脈損傷と診断（図1b）したが，すでに断裂していて血流再開が困難であったため，コイル塞栓術を行った後，CTを撮像したところ腰椎破裂骨折も認めた（図1c）．外傷重症度スコア（injuly severity score：ISS）32点，生理学的重症度（revised trauma score：RTS）3.36点，予測生存率（probability of survival：Ps）40.0％であった．

集中治療室（intensive care unit：ICU）に入室後，呼吸器管理，輸血による止血・凝固能の維持，片腎を高クレアチンキナーゼ血症や造影剤腎症から保護するための輸液療法をメインとした全身管理を行った．第10病日に

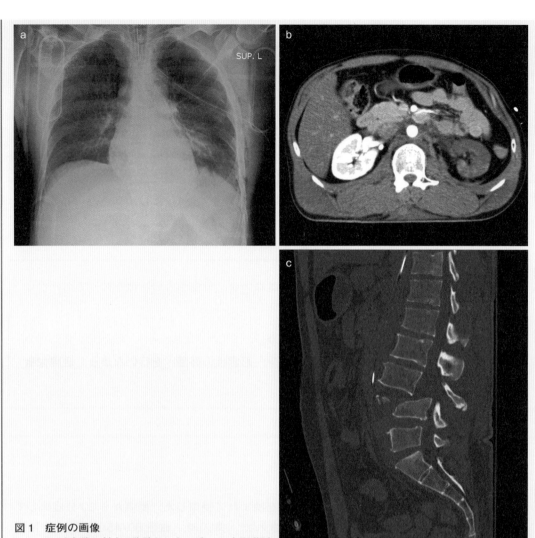

図1 症例の画像
　a：血気胸に対する胸腔ドレナージ，b：左腎動脈損傷IVR後の造影CT，c：第4腰椎破裂骨折

腰椎後方固定術を施行し，第13病日に抜管，呼吸器離脱し，第26病日に一般病棟へ退室した．

栄養に関わるマネージメント（図2）

ICUに入った時点ではまだ輸血の需要があり，初期蘇生が完了していなかった．C（Circulation）の安定化を最優先とし，血算・凝固系のフォローアップを行いながら，循環動態が安定してmajor injuryに対する手術やIVRなど緊急インターベンションを追加する必要性がないと判断した時点で，消化態栄養剤の経胃持続投与10mL/hr（1.5kcal/mL）を開始した．開始後の胃残渣量や排便障害は問題なく，腸管の忍容性は良好と考えられた．当院の経腸栄養プロトコールに従って漸次40mL/hrまで増量したところで，1,500kcal/dayの間欠投与（投与速度100mL/hr）に切替えた．脊髄損傷に伴う麻痺性イレウスを懸念していたが発症せずに経過．もともとの低栄養

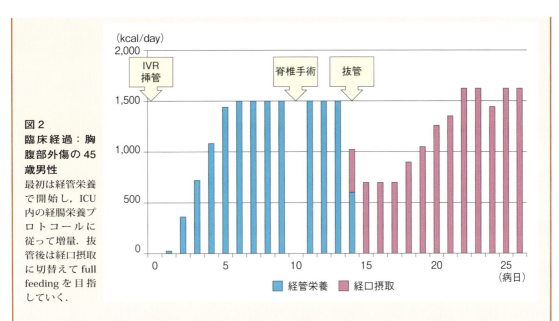

図2 臨床経過：胸腹部外傷の45歳男性
最初は経管栄養で開始し，ICU内の経腸栄養プロトコールに従って増量．抜管後は経口摂取に切替えて full feeding を目指していく．

を疑う所見もなく，経腸栄養が確立できたため，経静脈栄養は行わなかった．第13病日の抜管後，精神的な影響で経口摂取が進まない時期もあったが，日常生活動作（activities of dairy living：ADL）レベルアップとともに精神状態・食事摂取量の改善がみられた．

診療の進め方

　日本病院前外傷救護ガイドライン（Japan prehospital trauma evaluation and care：JPTEC），日本外傷初期診療ガイドライン（Japan advanced trauma evaluation and care：JATEC），外傷初期看護ガイドライン（Japan nursing for trauma evaluation and care：JNTEC）の普及によって外傷患者の初期診療は標準化され，病院前から初療室/救急外来までの蘇生・救命率は高くなった．しかし，**その後の機能予後・社会復帰を左右するのは，初期診療に続く根本治療と集中治療であることはいうまでもない．**

　外傷専門診療ガイドライン（Japan expert trauma evaluation and care：JETEC）[1] には，外傷患者の治療戦術・戦略のなかに栄養管理の項目が設定されており，**外傷のトータルマネージメントにおける栄養療法の重要性が示されている．**

　しかし，国内外問わず外傷に関する栄養療法の文献は少なく，2016年に出された日本版重症患者の栄養療法ガイドライン[2] でも外傷に関する記載はいくつかみられるものの，外傷に特化した項目の設定はない．一方，同年に改訂された米国集中治療医学会（Society of Critical Care Medicine：SCCM）/米国静脈経腸栄養学会（American Society for Parenteral and Enteral Nutrition：ASPEN）のガイドライン[3] では，surgical subsets

のなかに trauma, traumatic brain injury, open abdomen の項目が設定されているが, いずれも evidence low, expert opinion となっている.

外傷と他の重症病態の栄養療法の違い

"外傷の栄養療法"といっても, **基本的にはほかの重症患者の栄養療法と大きな違いはない. ただし, ほかの病態にはない特徴があり, 注意しなければならない**(表1).

ほかの重症病態同様, 外傷においても生体内では異化が亢進して筋蛋白は著明に崩壊し, 糖新生が起こって内因性のエネルギーが産生される. **外傷では, 受傷後最初の21日間で体内の総蛋白量の約16%を喪失する**(その蛋白の67%は骨格筋由来)という報告もある[4]. SCCM/ASPEN のガイドラインでは, 目標エネルギー投与量を20〜35 kcal/kg/day としたうえで, 外傷の初期蘇生の段階では低エネルギーでもよいが, リハビリ期に向けて投与量を増やしていくこと, ほかの重症病態同様, 上限1.2〜2.0 g/kg/day の蛋白を投与することを推奨している. また, 頭部外傷においては1.5〜2.5 g/kg/day の蛋白投与を推奨している[3].

表1 栄養管理からみた外傷患者の特徴

・内因性の疾患と違って代謝が活発な年齢が多い
・病前の ADL や栄養状態が良好な症例が多い
・腸管損傷の可能性がある
・安静度や体位に制限がかかりやすい
・damage control mode の間は, 循環が不安定になりやすい
・ICU 入室後も複数回の手術によって生体侵襲が追加され, そのたびに栄養が中断される
・鎮痛薬として麻薬の使用量が多く, 麻痺性イレウスになりやすい

栄養を開始するにあたって

■ 1. 経腸栄養か経静脈栄養か

ほかの重症病態同様, 長期絶食は腸管粘膜の萎縮や免疫応答の低下, 腸管内細菌叢の乱れから microbial translocation を起こしうるため, **経腸栄養が望ましい**. 近年, 栄養素の過剰投与による nutritional stress や糖毒性の観点から overfeeding も問題となっており, 最初は permissive underfeeding もしくは trophic feeding で管理を行い, 増量していく方法が好まれている. それを回避する目的でも, 投与した栄養素を100%吸収させる強制的な経静脈栄養よりも経腸栄養を優先すべきであろう.

しかし, 重症病態を対象に経腸栄養と経静脈栄養を比較した多くの研究やメタアナリシスにおいて, 経腸栄養が感染性合併症, ICU 在室日数, 在院日数, 医療費を改善させることが示されているものの[5], 経腸栄養を選択するだけでは生命予後の改善につながった報告は少なく[2], 後述する早

期経腸栄養が重要である．その一方で，もともと低栄養がない患者において早期経腸栄養を上回る早期静脈栄養の有効性は見いだされていない．外傷患者は，内因性の疾患と比較して ADL が自立している場合が多いため，長期低栄養が潜在している可能性は低く，早期静脈栄養の有効性もより低いかもしれない．

■ 2. 早期経腸栄養は可能か

経腸栄養を開始するだけでは生命予後につながらなかったが，外傷に関する 3 つの無作為化比較試験（randomized controlled trial：RCT）をまとめたメタアナリシス（$n=126$）では，**「24 時間以内の早期経腸栄養」で生命予後の改善が報告されている**[6]．2008 年に発表された Trauma Nutrition Guidelines でも，24～48 時間以内の早期経腸栄養が推奨されている[7]．SCCM/ASPEN でも，trauma，traumatic brain injury の項目において，ほかの重症病態同様，循環動態が安定次第（C の蘇生が完了したら）可能なら「受傷 24～48 時間以内の早期経腸栄養」が推奨されている[3]．頭部外傷に関しては，7 つの RCT（$n=284$）の Systematic Review において，24～72 時間以内に開始した群と 3～5 日後に開始した群の比較で，投与ルートにかかわらず早期経腸栄養群のほうが生命予後・機能予後ともに良い傾向があったとされている[8]．また，大規模な RCT（$n=797$）を行った結果，最初の 5 日以内の投与エネルギーが 10 kcal/kg/day 減少するごとに（上限 25 kcal/kg/day）2 週間以内の死亡率が 30～40 % 上昇したという報告もある[9]．

「受傷 24 時間以内の早期経腸栄養」のハードルはかなり高い．特に，今回示した，手術や IVR などのインターベンションを要するような症例や脊椎外傷の症例では，外傷診療に慣れた施設においても ICU に入室するまでに時間を要したり，入室後もベッドのギャッジアップができなかったり，腸管損傷の可能性が否定できなかったりと制限が多く，経腸栄養の開始を憂慮する．当施設では，どの重症病態においても初療室/救急外来で蘇生を完了した後に ICU に入室することを原則としており，入室後 24 時間以内（集中治療開始後 24 時間以内）の早期経腸栄養を目標としている．**それを目指して取り組むだけでも開始時間は有意に早くなる（図 3）**．

■ 3. 経胃投与か幽門後投与か

幽門後投与では，上部消化管内視鏡，透視検査，聴診法いずれの方法で留置するにしても，経胃投与と比較して時間と技術・経験を要する．早期経腸栄養の実現を最優先とするのであれば，経胃投与のほうが明らかに早く開始できるが，その一方で肺炎や誤嚥の発生率は高くなるため，胃残渣量のチェックなどモニタリングを十分に行う必要がある．どのガイドラインにおいても，**ルーチンでの幽門後投与は推奨されておらず，誤嚥のリスクが高い症例，蠕動薬を使用しても胃残渣が多いような症例に選択するこ**

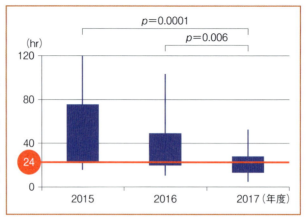

図3 当院における入室から経腸栄養開始時間の推移
経腸栄養の開始時間は，年を追って早くなっているだけでなく，症例による開始時間のばらつきも少なくなっている(Steel-Dwass検定).

とを推奨している[2,3]．外傷においては，高位後腹膜血腫があるような症例，幽門から十二指腸下行脚の領域に損傷または操作を加えた症例で経胃投与に難渋することが多く，最初からTreitz靱帯以降での経腸投与を検討してもよいかもしれない．

開始後のピットフォール

1．経腸栄養の禁忌

平均動脈圧60mmHg以下，循環動態を維持するのに急速輸液・輸血や循環作動薬の増量が必要な状況では，経腸栄養が虚血性腸炎の誘因となることが頻度は低いもののありうるため，経腸栄養開始は控えるか，注意深い観察のもとで少量から開始すべきである[1,2]．消化管損傷や膵損傷は遅発性に診断されることも少なくない．したがって，**経腸栄養を開始した後も腹部診察や腹部単純X線写真，乳酸値の評価を行い，損傷や虚血のサインがないか繰返し確認する**．

消化管を使用できない場合は経静脈栄養が基本となる．この場合，キット製剤を使用すると糖質が過剰となりやすく前述のoverfeedingのリスクとなるため，糖液製剤とアミノ酸製剤を組合せて使用することが多い．

2．腸管忍容性の評価

ほかの重症病態と異なり，腹部外傷や脊椎・四肢外傷を含む多発外傷では受傷翌日以降にも手術が複数回予定されることが多く，そのたびに生体への再侵襲と経腸栄養の中断が発生する．リハビリ・社会復帰に向けてできるだけ経腸栄養を継続・増量できるように努める．受傷部位の疼痛や術後疼痛に対して麻薬も使用されることが多く，麻痺性イレウスに注意し，積極的に蠕動促進薬を使用する．**麻痺性イレウスになっても，蠕動促進薬の使用，麻薬から非麻薬性鎮痛薬への切り替え，経腸栄養の継続によって腸管を維持し，microbial translocationへの移行をある程度回避すること**

ができる．ほかの重症病態同様，なかなか経腸栄養を増量できない場合
は，経十二指腸投与や経静脈栄養を考慮する[2,3]．

グルタミン，免疫調整栄養剤について

■ 1．グルタミン製剤

　グルタミンは条件付き必須アミノ酸であり，腸管粘膜やリンパ球などの
エネルギー基質となるだけでなく，腸管虚血再灌流障害における抗酸化作
用，heat shock protein 発現などにも関わっている．外傷においてはグル
タミンを強化した栄養療法によって感染性合併症や在院日数で改善がみら
れた[10,11]ことから推奨されているが，静脈内大量投与によって生命予後
が悪化したことから，ショックや臓器障害を呈する症例においては投与し
ないことを強く推奨している[3]．また，日本にはまだ静脈内投与できるグ
ルタミン製剤がない．

■ 2．免疫調整栄養剤〔eicosapentaenoic acid（EPA），dihydroxy-adenine（DHA），グルタミン，アルギニン，核酸〕

　372 名の外傷患者を含む 8 つの RCT のメタアナリシスでは，感染，在
院日数，死亡率いずれも免疫調整栄養剤に有意性を見いだせなかった[12]．
一方，頭部外傷では小規模ながら感染性合併症を減らしたというエビデン
スがある[13]．

［文　献］
1）日本外傷学会外傷専門診療ガイドライン編集委員会：外傷専門診療ガイドライン．へるす出版，2014
2）日本集中治療医学会重症患者の栄養管理ガイドライン作成委員会：日本版重症患者の栄養療法ガイドライ
　　ン．日集中医誌 23：185-281, 2016
3）McClave SA, Taylor BE, Martindale RG et al；Society of Critical Care Medicine；American Society for
　　Parenteral and Enteral Nutrition：Guidelines for the Provision and Assessment of Nutrition Support
　　Therapy in the Adult Critically Ill Patient：Society of Critical Care Medicine（SCCM）and American
　　Society for Parenteral and Enteral Nutrition（A.S.P.E.N.）. JPEN J Parenter Enteral Nutr 40：159-211,
　　2016
4）Monk DN, Plank LD, Franch-Arcas G et al：Sequential changes in the metabolic response in critically
　　injured patients during the first 25 days after blunt trauma. Ann Surg 223：395-405, 1996
5）Kudsk KA, Croce MA, Fabian TC et al：Enteral versus parenteral feeding. Effects on septic morbidity after
　　blunt and penetrating abdominal trauma. Ann Surg 215：503-511, discussion 511-513, 1992
6）Doig GS, Heighes PT, Simpson F et al：Early enteral nutrition reduces mortality in trauma patients
　　requiring intensive care：a meta-analysis of randomised controlled trials. Injury 42：50-56, 2011
7）O'Keefe GE, Shelton M, Cuschieri J et al；Inflammation and the Host Response to Injury Collaborative
　　Research Program：Inflammation and the host response to injury, a large-scale collaborative project：
　　patient-oriented research core—standard operating procedures for clinical care VIII—nutritional support
　　of the trauma patient. J Trauma 65：1520-1528, 2008
8）Perel P, Yanagawa T, Bunn F et al：Nutritional support for head-injured patients. Cochrane Database Syst
　　Rev 4：CD001530, 2006
9）Härtl R, Gerber LM, Ni Q et al：Effect of early nutrition on deaths due to severe traumatic brain injury. J

Neurosurg 109：50-56, 2008
10) Houdijk AP, Rijnsburger ER, Jansen J et al：Randomised trial of glutamine-enriched enteral nutrition on infectious morbidity in patients with multiple trauma. Lancet 352：772-776, 1998
11) McQuiggan M, Kozar R, Sailors RM et al：Enteral glutamine during active shock resuscitation is safe and enhances tolerance of enteral feeding. JPEN J Parenter Enteral Nutr 32：28-35, 2008
12) Marik PE, Zaloga GP：Immunonutrition in critically ill patients：a systematic review and analysis of the literature. Intensive Care Med 34：1980-1990, 2008
13) Falcão de Arruda IS, de Aguilar-Nascimento JE：Benefits of early enteral nutrition with glutamine and probiotics in brain injury patients. Clin Sci (Lond) 106：287-292, 2004

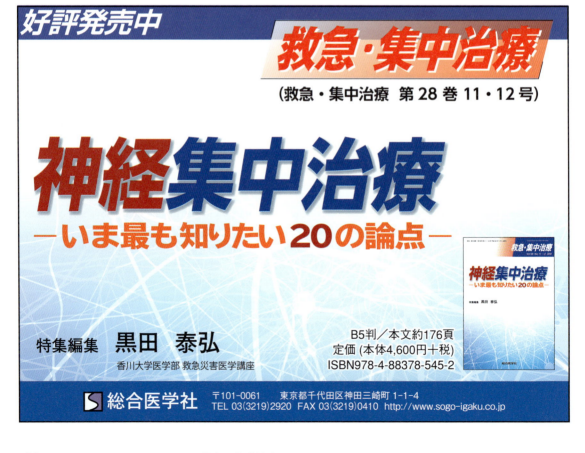

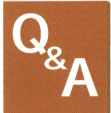

特集 エキスパートに学ぶ栄養管理のすべて

ベーシック編

重症患者の栄養障害リスク評価法

1) 千葉西総合病院 循環器内科，2) 同 外科，3) 岩手県立中央病院 ICU 科
淺見貞晴[1]，久保浩一郎[2]，梨木　洋[3]

Key words 栄養評価，栄養障害リスク，栄養障害病因学

point

- ▶ 重症患者は，その過大侵襲のため，常に栄養障害の"at risk"であり，全例で栄養アセスメントが必須である．
- ▶ しかし，重症患者では，病態と治療の特殊性から，栄養指標の評価が困難である．
- ▶ 栄養障害の病因を理解し，包括的な栄養アセスメントを行うことが，常に求められる．

Q 栄養療法施行までのプロセスについて教えてください

「栄養ケアプロセス」[1]
栄養障害リスクスクリーニング→栄養アセスメント→診断プロシージャ→栄養ケアプラン→栄養ケア/栄養療法→モニタリング→ドキュメンテーション

栄養療法を行うには，栄養ケアプランが必要です．栄養ケアプランは，栄養アセスメントの結果によって作成されます．栄養アセスメントでは，病歴（現病歴，既往歴），生活歴（社会経済的状況，体重減少率など），栄養歴（食事量，食事内容），身体所見（るい痩，浮腫，バイタルサインなど），身体測定値〔肥満指数（body mass index：BMI），体組成など〕，臨床検査データ〔アルブミン，プレアルブミン，C 反応性蛋白（C-reactive protein：CRP）など〕，身体機能〔日常生活動作（activities of daily living：ADL），ハンドグリップ力など〕などの栄養指標を評価します．栄養アセスメントツール（これらの各指標を組合せ，栄養障害の有無/軽重を判断するもの）としては，主観的包括的栄養評価アセスメント（subjective global assessment：SGA），簡易栄養状態評価（mini nutritional assessment：MNA）がよく知られています．一般的には，詳細な栄養評価に先立ち，簡易な栄養スクリーニングが行われます．栄養スクリーニングは，栄養アセスメントに採用されている栄養指標の一部を用いて，「すで

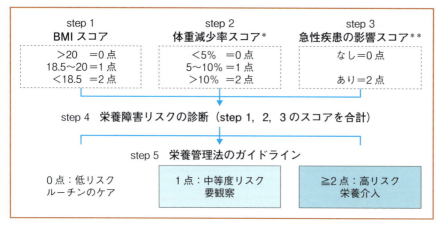

図1 MUST
＊：過去3〜6ヵ月の意図しない体重減少率
＊＊：急性疾患があり，かつ，5日以上栄養摂取が全くない．

（文献2を参照して作成）

に栄養障害をきたしている，または，近い将来に栄養障害をきたす可能性が高い症例」を，「栄養障害のリスク（"at risk"）」があるとして，全症例から抽出する目的で行われます．ツールとしては，MUST（malnutrition universal screening tool）[2]，NRS（nutrition risk screening）2002，MNA-SF（short form）など，数多く存在します．例として，MUSTを図1に示します．

栄養障害の病因について教えてください

栄養障害は，単に，痩せている，栄養摂取量が低い，ということだけを意味するわけではありません．2017年に欧州静脈経腸栄養学会が定義したように，栄養障害は病因学（etiology）に基づくいくつかのサブタイプがあり，樹形図で示すことができます（図2）[1]．栄養障害の複雑さを理解し，ケアプランを立てるためには，病因学の把握が不可欠です．一つの栄養障害症例に，複数の栄養障害のサブタイプ・病因が含まれることが，しばしばあります．例えば，「80歳の男性．本日，重症肺炎・敗血症で，集中治療室（intensive care unit：ICU）へ緊急入院となった．慢性閉塞性肺疾患，うつ病の既往がある．身寄りがなく，また，医療費の滞納が知られている．数年前より，徐々に食事摂取量は低下してきていた」症例の場合を考えてみます．この症例では，図2に照し合せてみると，栄養障害の4つのサブタイプ（急性の疾患関連栄養障害，疾患に特異的な悪液質，炎症を伴わない疾患関連栄養障害，社会経済要因に関連した栄養障害），5つの病因（敗血症，慢性閉塞性肺疾患，うつ病，貧困，加齢による食思不振）を有している可能性があります．

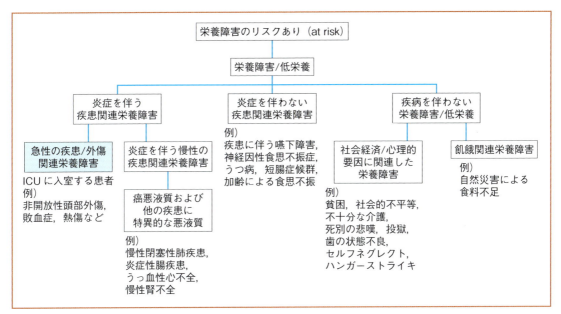

図2 栄養障害の診断ツリー；栄養障害の病因学　　　　　　　　　　　　　　　　　　（文献1を参照して作成）

Q 重症患者の栄養障害リスク評価法について教えてください

■ 1．重症患者は，全例，栄養障害の"at risk"

重症患者は，先ほどの栄養障害のサブタイプのうち，主に「急性の疾患/外傷関連栄養障害」にあてはまります．このサブタイプは，我が国のガイドラインで解説されているように，「過大侵襲による視床下部-下垂体-副腎系を主とした神経-内分泌の賦活化や，サイトカインを中心とした免疫応答によって，代謝反応や異化亢進状態が急速に進展し，重度の栄養障害をもたらす」ことが知られています[3]．よって，重症患者は，スクリーニングを行うまでもなく，「栄養障害のリスク」症例であり，体重もしくは身体測定に関係なく，全例で栄養アセスメントを行い，栄養ケアプランを立てなければなりません[1,3～5]．

■ 2．重症患者の栄養アセスメント

ただし，重症患者では，病態と治療の特殊性から，前述した栄養指標の評価が困難であることが知られています[3]．例えば，「60歳男性，独居．胸痛，呼吸困難にて救急要請．救急外来到着からほどなくして，呼吸不全のため緊急気管内挿管となった．うっ血・浮腫著明．緊急カテーテル検査が施行され，重症虚血性心疾患と診断．カテーテル室で難治性心室細動を起こし，経皮的心肺補助（percutaneous cardiopulmonary support：PCPS）が導入された」症例を基に考えてみます．意識障害や鎮静のため，病歴，栄養歴，身体機能は評価不能です．また，うっ血性心不全による体液貯留や，過大侵襲・炎症に起因する血管透過性亢進，急性相蛋白（CRP

など）の合成促進，および蘇生や体外循環を含めた治療は，体重を著しく増加させ，一方でアルブミン値などを急速に低下させます．このような状況においては，既存の栄養スクリーニングツールのように，少ない栄養指標に絞った栄養評価は，妥当性に乏しいことがわかると思います（特に，臨床検査データの信頼性の乏しさについては，ガイドラインや研究により明示されています[3~6]）．このため，重症患者では，SGA のような包括的な栄養アセスメントを行う必要があります[3]．可能なかぎり，ICU 入室前の栄養障害/栄養障害リスクを推察し，また，急性疾患の重症度（＝侵襲の大きさ）を評価することが，常に求められます．

 実際の ICU での栄養障害リスク評価について，教えてください

これまで記述してきたのは，栄養障害に陥ることが避けられない「重症患者」にフォーカスした栄養アセスメントです．しかし，我々栄養チームが普段診察をするのは，重症度や患者背景に大きな多様性のある，「ICU に入室した患者」になります．この場合，自施設の実情に沿った栄養スクリーニング/アセスメントツールを採用することは，有用と考えられます．

　我々千葉西総合病院 ICU 栄養チームが使用している栄養スクリーニング/アセスメントツールを例示します（図 3，4）．同院は，二次救急指定医療告示病院であり，心臓血管外科，循環器内科，脳神経外科の患者で，ICU 利用の 7〜8 割を占めます．このツールで重要視したのは，「栄養評価の各項目を，可能なかぎり点数化/階層化すること」，「どの医療者であっても短時間で評価できること」，「アセスメントの後，必要栄養投与量の目安がわかる（ケアプランに直結する）こと」です．また，ツールは，高い感度と測定者間信頼度を目指しています．

　我々のツールは，MUST の骨組みを使用していますが，異なる点が 4 つあります．MUST との一番の違いは，「急性疾患の影響（および食事摂取量）」の項目についてです．救急・集中治療での栄養障害の etiology は，主として急性疾患による侵襲であるので，侵襲の大きさ（＝疾患の重症度）については，評価を詳細にしました．疾患の重症度の評価は，複雑なスコアリングは避け，「全身性炎症反応症候群（systemic inflammatory response syndrome：SIRS）診断基準」，「敗血症新基準（quick SOFA：qSOFA）スコア（感染症が疑われる場合）」と，NRS 2002 を基に作成した「疾患重症度表」を採用しました[7]．評価者は，これら 3 つの項目を総合的に評価し，疾患の重症度（＝侵襲の大きさ）を判断します．食事摂取量についても，MUST と異なり，必要栄養量の 6 割をカットオフ値としました．2 つめの違いとして，「体重減少率」がどうしても不明の場合に，「1 点」を付加するという考え方を採用しています．なぜなら，体重減少率がわから

入院時栄養障害スクリーニング評価用紙

入室日：201＿／＿＿／＿＿　　評価日：201＿／＿＿／＿＿

患者氏名：＿＿＿＿＿＿＿＿＿＿　性別：＜男 ／ 女＞　ID：＿＿＿＿＿＿

急性疾患名：＿＿＿＿＿＿＿＿＿＿＿＿＿　（原因となる慢性疾患名：＿＿＿＿＿＿＿＿＿＿＿＿＿）

□ 当スクリーニングが適用でき、かつ、積極的栄養管理の適応である
　　（適応では<u>ない</u>例：小児科、産科、DNAR、療養目的、5日以内に退院の予定、通常の経口摂取可能、など）

STEP1：侵襲・摂取量スコア
- □ 主に救急隊到着時 or 急変時のバイタルサインを参考に、SIRSは ＜ ＋ ／ － ＞、qSOFAは ＜ ＋ ／ － ＞
- □ 侵襲は、SIRS、qSOFA、（裏面の）疾患重症度表から、＜ 軽度 ／ 中等度 ／ 重度 ＞である。
- [□ この5日間の食事摂取量（栄養投与量）は、必要栄養量の＜ 6割未満 ／ 6割以上 ／ 不明＞
- 　□ 向う5日間の食事摂取量（栄養投与量）の見込みは、必要栄養量の＜ 6割未満 ／ 6割以上 ＞]
- □ この5日間の栄養方法は ＜ 経口 ／ 経胃瘻・腸瘻 ／ 経鼻経管 ／ 経静脈 ＞（複数選択可能）
- □ よって、侵襲・摂取量スコアは ＜ 0 ／ 1 ／ 2 ＞ 点
- □ 備考：＿＿＿＿＿＿＿＿＿＿＿＿＿＿＿＿＿＿＿＿＿＿

STEP2：体重減少率スコア　　　＊意図しない体重減少
- □ 1週間以内に測定した体重は＿＿＿＿＿kg、3～6ヶ月前の体重は＿＿＿＿＿kg
- [□ この3～6か月に減少した体重は、＜問診 ／ カルテ ／ 紹介状＞より判断して＿＿＿＿kg、体重減少率は＿＿＿％
- 　□ この3～6か月に減少した体重は不詳だが、問診で明らかに10％以上減少したと思われた
- 　□ この3～6か月に減少した体重は、どうやっても不詳]
- □ よって、体重減少率スコアは ＜ 0 ／ 1 ／ 2 ＞ 点
- □ ただし、＜ 圧痕性浮腫 ／ 大量腹水 ／ 大量胸水 ＞がある場合、体重減少率は過小評価であり、＜＋＞。
- □ 備考（治療による体重減少、不適切なダイエットなど）：＿＿＿＿＿＿＿＿＿＿＿＿＿＿＿＿＿＿＿

STEP3：BMI スコア　　　　＊測定値は小数点以下1桁まで記載
- □ 身長測定は、＜ 身長計 ／ 膝高計 ＞ で行い、＿＿＿＿＿cm（膝高は＿＿＿＿＿cm）
- □ 体重測定は、＜ 通常体重計 ／ つり下げ式体重計 ＞ で行い、＿＿＿＿＿kg
- □ よって、BMI スコアは ＜ 0 ／ 1 ／ 2 ＞ 点
- □ ただし、＜ 圧痕性浮腫 ／ 大量腹水 ／ 大量胸水 ＞がある場合、BMIは過大評価であり、＜＋＞。
- □ 備考（四肢欠損・切断など）：＿＿＿＿＿＿＿＿＿＿＿＿＿＿＿＿＿＿＿＿

STEP4：栄養障害リスクの診断
- □ STEP1,2,3 の合計は、＜ 0 ／ 1 ／ 2 ／ 3 ／ 4 ／ 5 ／ 6 ＞ ＜ ＋＋ ＞点

STEP5：栄養管理法のフローチャート　　　＊「＋＋」は2点相当
- [□ 点数が0～2点相当 － 栄養投与は少なめでも構わない。栄養投与が行われていれば経過観察も可。
- 　□ 点数が3～8点相当、もしくは、スタッフのだれかが栄養障害リスクと判断 － 詳細な栄養評価。NST回診。]
- 　　（点数5点相当以上は、<u>*リフィーディング症候群の高リスク*</u>であることに注意！）

図3　筆者の施設で使用している入院時栄養障害スクリーニング用紙（表）

ない理由は，重症患者でよく認める意識障害のほか，認知症，共同体からの孤立，健康への無関心，貧困などが挙がりますが，これらは図2で示されるように，栄養障害の病因となりうるからです．3つめの違いとして，体液貯留を認める場合には，体重が過大評価されることから，「BMIスコア」「体重減少率スコア」に「＋」をつけ，注意喚起を促すとともに，栄養障害リスクとして最終的に計2点が加算される仕組みにしました．体液貯留は，米国静脈経腸栄養学会が2012年に発表した，栄養障害の定義の1項目として組入れられています[5]．最後の違いは，合計点数とカッ

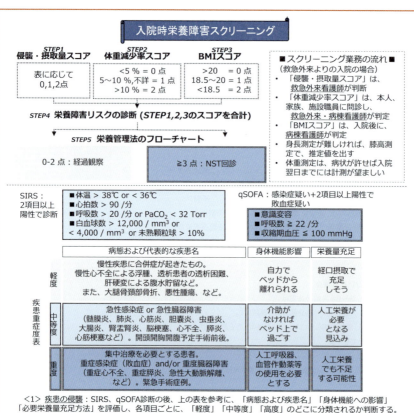

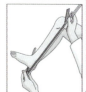

図4 筆者の施設で使用している入院時栄養障害スクリーニング用紙（裏）

トオフ値です．MUSTが合計0～6点なのに対し，我々の栄養評価ツールでは，栄養障害リスクは0～8点のスコアで階層化されます．また，MUSTでは2点以上が"at risk"でしたが，我々のツールでは3点以上を"at risk"と考え，詳細な栄養評価を施行することとしています．

なお，私見ではありますが，0～2点は，軽度エネルギー制限（消費エネルギーの60～70％程度の栄養投与）が許容される群，また，5点以上は，refeeding syndromeの高リスク・極大リスク群[8]であると捉えています．

我々のツールは，救急・集中治療医にはやや簡素すぎるかもしれませんが，一方で，すべての医療従事者が評価可能であり，また，ICU 以外の一般病棟や病院外（施設や在宅医療）でも使用できる，普遍性を備えています．

TOPICS

　そもそも，「重症患者のうち，栄養障害リスク症例を同定したい」と考えるのは，なぜでしょうか．それは，「栄養障害リスクのある重症患者に栄養療法を行うと，アウトカムが改善する」もしくは「栄養障害リスクのある重症患者に栄養療法を行わないと，アウトカムが悪化する」という仮説を採用しているからです．この仮説に基づき，「重症患者のうち，栄養療法によりアウトカム改善が得られるのは，どのような栄養障害リスクを有する患者か」という問いが立ち上がってくるのは，道理です．2011 年，Heyland らは，過去の研究の解析により，一般的な栄養指標（BMI，体重減少率，食事摂取量），臨床検査データ，重症度スコアのうち，28 日死亡割合と相関がある因子は，「年齢，APACHE II スコア，SOFA スコア，合併症の数，ICU 入室までの日数，IL（interleukin)-6」である，という結論を導き出しました[9]．これらの項目をそれぞれスコア化したのが，NUTRIC スコアです．この論文を含め，この後，「NUTRIC スコアが 6 点以上（IL-6 を除いた modified NUTRIC スコアでは 5 点以上）の高リスク症例では，必要栄養量を充足させるような積極的栄養療法を行うと，28 日死亡割合が減少する可能性がある」と報告する論文が，多く発表されています[9〜11]．ただし注意すべき点は，NUTRIC スコアには ICU 入室前の栄養障害を示唆する項目が，一切含まれていないことです．栄養摂取量と体重減少率は，欠損データが非常に多いことから，項目から除外されています．また，BMI は解析にて，28 日死亡割合と相関がなかったと判断されていますが，この結果には，カットオフ値である BMI<20 の患者が少なかった（10%未満）ことが影響している可能性があります．筆者らの一人が参加した 2014 年の国際栄養調査では，2011 年の報告同様[12]，アジアの ICU 入室患者の BMI 平均値は，世界平均値に比して，低いことが示されています（23.4 vs 26.9)．このような，比較的 BMI が低いコホートにおいても，入院前の栄養指標を含まない NUTRIC スコアが，予後予測と介入効果予測の点で最適であるかどうかは，現時点ではわかりません．シンガポール人を対象として modified NUTRIC スコアの妥当性を評価した最近の研究では，BMI は予後予測因子として有意であった，と報告しています[11]．我が国の ICU 入室患者への NUTRIC スコアの妥当性については，今後の研究が待たれます．

［文　献］

1 ）Cederholm T, Barazzoni R, Austin P et al：ESPEN guidelines on definitions and terminology of clinical nutrition. Clin Nutr 36：49-64, 2017

2 ）Elia M (ed.)：Screening for malnutrition：a multidisciplinary responsibility. In "Development and Use of the Malnutrition Universal Screening Tool ('MUST') for Adults" Malnutrition Advisory Group (MAG). a Standing Committee of BAPEN, Redditch：Bapen, 2003

3 ）日本集中治療医学会重症患者の栄養管理ガイドライン作成委員会：日本版重症患者の栄養療法ガイドライン．日集中医誌 23：185-281, 2016

4 ）McClave SA, Taylor BE et al；Society of Critical Care Medicine；American Society for Parenteral and Enteral Nutrition：Guidelines for the Provision and Assessment of Nutrition Support Therapy in the Adult Critically Ill Patient：Society of Critical Care Medicine (SCCM) and American Society for Parenteral and

Enteral Nutrition（A.S.P.E.N.）. JPEN J Parenter Enteral Nutr 40：159-211, 2016

5）White JV, Guenter P, Jensen G et al；Academy Malnutrition Work Group；A.S.P.E.N. Malnutrition Task Force；A.S.P.E.N. Board of Directors：Consensus Statement：Academy of Nutrition and Dietetics and American Society for Parenteral and Enteral Nutrition characteristics recommended for the identification and documentation of adult malnutrition（undernutrition）. JPEN J Parenter Enter Nutr 36：275-283, 2012

6）Ferrie S, Allman-Farinelli M：Commonly used "nutrition" indicators do not predict outcome in the critically ill：a systematic review. Nutr Clin Pract 28：463-484, 2013

7）Kondrup J, Rasmussenn HH, Hamberg O et al；Ad Hoc ESPEN Working Group：Nutritional risk screening（NRS 2002）：a new method based on an analysis of controlled clinical trials. Clin Nutr 22：321-336, 2003

8）National Institute for Health and Care Excellence（UK）：National Institute for Health and Care Excellence：Clinical Guidelines［Internet］. London, 2003
https://www.ncbi.nlm.nih.gov/books/NBK11822/

9）Heyland DK, Dhaliwal R, Jiang X et al：Identifying critically ill patients who benefit the most from nutrition therapy：the development and initial validation of a novel risk assessment tool. Crit Care 15：R268, 2011

10）Rahman A, Hasan RM, Agarwala R et al：Identifying critically-ill patients who will benefit most from nutritional therapy：Further validation of the "modified NUTRIC" nutritional risk assessment tool. Clin Nutr 35：158-162, 2016

11）Mukhopadhyay A, Henry J, Ong V et al：Association of modified NUTRIC score with 28-day mortality in critically ill patients. Clin Nutr 36：1143-1148, 2017

12）東別府直紀，讃井將満，祖父江和哉 他：国際栄養調査から見える本邦ICUにおける栄養療法の現状と問題点．日集中医誌 21：243-252, 2014

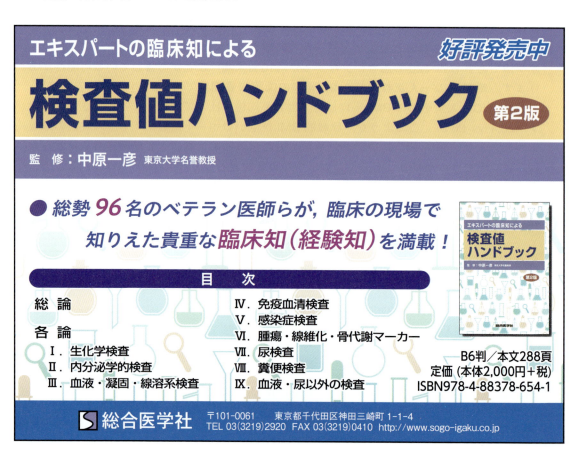

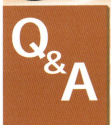

特集 エキスパートに学ぶ栄養管理のすべて

ベーシック編

Q&A 経腸栄養耐性の評価方法と腸管蠕動改善薬の意義と効果

札幌医科大学医学部 集中治療医学　巽　博臣，黒田浩光

Key words 腸管蠕動麻痺，腸管蠕動改善薬，経空腸投与，排便コントロール

point

- ▶ 早期経腸栄養を成功させるための秘訣は，腸管を休ませないこと！！
- ▶ 腸管蠕動改善薬投与や経空腸投与を駆使して，安易に経腸栄養を中止しない！！
- ▶ 適切な排便コントロールで経腸栄養の有効性はさらに高まる！！

はじめに

早期経腸栄養の有用性を最大限に発揮させるためには，経腸栄養による合併症を生じることなく，安全に開始・継続することが重要です．この項では，経腸栄養の**経腸栄養耐性**の評価方法と**腸管蠕動改善薬**の意義と効果について概説します．

Q いつ経腸栄養を始めるのでしょうか？──腸管蠕動の確認──

A 早期経腸栄養を行う場合，いつ開始すればよいかが問題となります．腸管を使わない期間が長ければ長いほど腸管機能は低下し，一度低下した腸管機能が回復するには時間を要します（**図1**)[1]．我々は，早期経腸栄養を安全に行うためには，消化管を早期から使うことが最も効果的であると考え，消化管に問題がなく，ショックを離脱できていれば緩下剤（ラクツロース，ソルビトール）を投与し，経腸栄養を速やかに開始するようにしています（**図2**)[2]．

腹部の診察を行う際，聴診器で腸管蠕動音を確認することが一般的に行われています．確かに，学生時代の教科書には，腸管蠕動音の確認がなければ経口摂取を開始してはいけない，というような記載があったと記憶していますが，近年のガイドラインでは全く異なる記述になっています[3]．すなわち，腸管蠕動音は腸管内の空気の移動を聴いているだけで，蠕動音が聴こえたとしても，それだけで腸管が機能しているかどうかはわからな

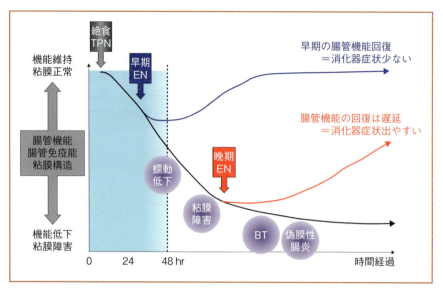

図1　経腸栄養による腸管機能維持
　　TPN：total parenteral nutrition（中心静脈栄養），EN：enteral nutrition（経腸栄養），
　　BT：bacterial translocation

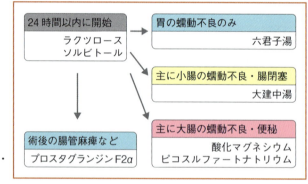

図2　腸管蠕動改善薬・下剤

い，ということです[4]．小腸にチューブを入れ，水と空気を注入すればグルグルという音は聴取できます．蠕動音が確認できなくても，経腸栄養を開始すべきです．もちろん，開始時は少量から，というのが原則であることはいうまでもありません．

Q 経腸栄養耐性をどう評価するのでしょうか？

A 経腸栄養耐性の評価としては，腹部所見，嘔気・嘔吐や排便状況などの消化器症状，腹部X線写真など，一般的な診察や検査で行います．**胃管排液量（胃残量）**は胃蠕動の評価として用いられてきましたが，最近のガイドラインでは胃管排液量を経腸栄養継続・中止の判断にすることは推奨されていません[5]．各論文によって基準となる胃管排液量が異なり，さらに，一日量なのか数時間での量なのかの記載も一定ではなかった

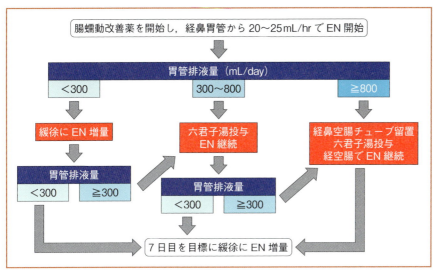

図3 重症患者における経腸栄養の投与方法のまとめ

ことが，十分なエビデンスが出せなかった一因であると考えられます．

しかし，実臨床ではある程度の目安が必要であるため，施設ごとに基準となる胃管排液量を決めて管理していることが多いと思います．排液量が多くてもすぐに中止するのではなく，栄養剤の増量を手控える，蠕動改善薬を投与するなど，経腸栄養を継続する方策を探り，できるだけ中止しないことが重要です．我々は300 mL/dayを胃蠕動改善薬（**六君子湯**）[*1] の開始基準としています（図3）[1,2]．

[*1] 六君子湯などの漢方薬は小腸から吸収されて効果を発現する．そのため，経鼻胃管から投与するとき，胃管排液量が多ければ薬剤も排出されてしまう．経鼻空腸チューブを留置した場合は，薬剤も経空腸投与する．

経腸栄養増量の方法を教えてください

少量から開始し，できるだけ継続することの重要性は前述しましたが，どのように増量するのかは意見の分かれるところです．経腸栄養を開始してから経過した時間に応じて段階的に速度を速めるのが一般的ですが，その速度（流量）設定の方法は一定していません．増量速度が速いと嘔吐や下痢などの消化器症状が出やすくなり，症状が出ると経腸栄養の中止を余儀なくされます．再開時にはさらに慎重に増量するため，結果的には目標量に到達するまでに時間を要することもあります．しかし，プロトコールを使用することで目標投与量までの達成率が上昇することが報告[6,7]されているため，施設ごとの実情を加味したプロトコールを作成することが推奨されています[3]．

我々は，栄養剤1日2本（1本125～200 mL）から開始し，2日目は3本，3日目は4本，というように1日1本ずつ増量し，一日量を持続投与することで，段階的に投与速度を上げる方法をとっています．この投与方法による増量速度は緩徐であり，目標の投与量に到達するまでには約1週間かかりますが，無理なく増量できるため消化器症状は比較的出にく

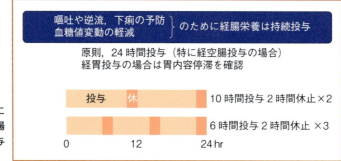

図4 重症患者における経腸栄養の投与方法

くなります．また，一日に投与される経腸栄養剤の量を把握しやすいため，医師以外のスタッフにも好評です．経腸栄養投与に伴う合併症を回避するためには，"開始は早く，増量はゆっくり"というスタンスが安全かつ効率的に早期経腸栄養を進めるコツです．

ただし，**経空腸投与**の場合は24時間持続投与としますが，**経胃投与**の場合は胃内の停滞の有無を確認するため，2時間の休止期間を1日2〜3回設けています（図4）[2]．2時間の休止期間のうち，1時間はクランプ，1時間は開放とし，胃管排液量が多ければ栄養剤の投与量を調整することにしています．

Q 誤嚥リスクの評価とその対策を教えてください

A 誤嚥は経腸栄養の合併症のうち最も注意すべきものの一つです．侵襲に伴う腸管蠕動麻痺によって嘔吐や誤嚥が生じると，**誤嚥性肺炎**をひき起こし，長期間の人工呼吸期間を要するだけでなく，経腸栄養そのものの継続が難しくなることも多くなります．表1に誤嚥のリスクが高い患者要因を示します[8]が，このような要因をもつ場合には十分な注意が必要です．

誤嚥のリスクを低減する手段として，①ベッドの頭側挙上（30〜45°），②間欠投与から持続投与への変更，③腸管蠕動改善薬の投与，④経胃投与から**幽門後経路**への変更，などが挙げられています[3,5]．ただ，頭側挙上をしながら24時間持続投与を行う際には，仙骨部褥瘡の発生に注意する必要があります．したがって，病態や施設の状況を観念し，これらの手段をうまく組合せて行うべきです．

表1 誤嚥のハイリスク要因

・経鼻栄養チューブの使用	・入院している病棟（ICUかどうか）
・挿管チューブと人工呼吸	・患者の体位
・年齢＞70歳	・ICUからの移送（検査・処置など）
・意識レベルの低下	・口腔ケアの不足
・看護ケアの不足	・栄養剤の間欠投与

腸管蠕動改善薬[*2]は，ガイドラインで推奨されているのは，メトクロプラミドやエリスロマイシンですが，メトクロプラミドでは錐体外路症状の副作用発生の可能性を，エリスロマイシンは抗菌薬であるため不必要な抗菌薬投与のリスク，さらに腸管蠕動促進での投与は保険適用外使用であることなども考慮する必要があります．胃内排泄促進にはクエン酸モサプリドや六君子湯[9]なども有用です．

重症患者における経腸栄養の投与経路として，幽門後経路（経空腸投与[*3]）を第一選択としている施設もありますが，我々はより生理的な経胃投与から開始し，必要時に経空腸投与に変更しています．幽門後経路に比べて経胃投与では経鼻胃管の挿入が容易であり，経腸栄養を速やかに開始できること，胃からはグレリンなどのホルモンが分泌されていることなどを考慮しているためです．また，早期の経空腸投与では軽度の胃出血を増加させるという報告[10]があることも理由のひとつです[*4]．**経鼻空腸チューブ**の留置法には様々な方法（**表2**）がありますが，我々は透視室への移動の必要がなく，潰瘍など胃蠕動低下の原因となる病態の有無を確認できる，経口内視鏡を用いたベッドサイドでの留置法で行っています[2]．内視鏡を引き抜くときに空腸チューブが抜けやすいのが難点ですが，内視鏡とチューブにオリーブ油をしっかり塗布し，内視鏡を回転させながら引き抜くことで，チューブの抜去を最小限にできます．

我々の経腸栄養投与経路と腸管蠕動改善薬（六君子湯）投与に関するフローチャートを図3に示しましたが，「経腸栄養を中止する」という項目は入っていません．ここでも消化管に特別な問題がなければ，経腸栄養を継続するというのが原則です[1,2]．

[*2] 重症患者の腸管蠕動麻痺と言っても，その主体は胃蠕動の低下で，多くの症例では空腸以降の蠕動は保たれている．したがって，消化管に重篤な問題がない限り，六君子湯などの投与で胃蠕動が改善すれば経胃投与が可能となり，有効でない場合でも経空腸投与に変更することで経腸栄養を継続できる．

[*3] チューブの先端が幽門輪よりも十二指腸側にあれば「幽門後経路」ということになるが，当院のデータでは先端が十二指腸上行脚や空腸にあるときに比べて，十二指腸下行脚や水平脚のときには有意に胃内逆流が多いことがわかった．したがって，幽門後経路にする場合は，チューブの先端は少なくとも十二指腸上行脚まで，できればTreitz靱帯を超えて空腸まで挿入することが重要である．

[*4] 栄養剤が入ると胃内pHが上昇するため，ある程度の量の経胃投与が可能であれば制酸剤の中止を考慮できるのではないかと考えている．

表2　経鼻空腸チューブ挿入法

	透視下	聴診法	内視鏡（BF）	内視鏡（GIF）
メリット	・チューブの位置を確認できる	・ベッドサイドでOK ・最も低侵襲	・ベッドサイドでOK ・胃内の観察：○ ・チューブが幽門輪を越えるのを確認できる	・ベッドサイドでOK ・胃内の観察：○ ・鉗子でチューブを確実に十二指腸内へ送れる
デメリット	・透視室に移動する必要がある ・胃内の観察：× ・幽門輪を越えるのが難しいことがある	・胃内の観察：× ・テクニックが必要 ・幽門輪を越えるのが難しいことがある ・X線写真による確認が必要	・送気係が必要 ・GIFに比べて内視鏡が短い ・非透視下のGW操作が危険 ・チューブ先端の加工が必要（GW使用時） ・X線写真による確認が必要	・GIFをできる人が必要 ・鉗子係が必要 ・X線写真による確認が必要

BF：bronchofiberscopy，GIF：gastrointestinalfiberscopy，GW：guide wire

Q 下痢発生時の対応はどうするのでしょうか？

A 重症患者では排便障害（便秘・下痢）への対応も重要となります．便秘や下痢の定義や明確な基準はありません．便秘は大建中湯，ピコスルファートナトリウム，酸化マグネシウムなどの腸管蠕動改善薬の投与によって改善することが多いです（図2）[2]．我々は集中治療室（intensive care unit：ICU）入室時から緩下剤（ラクツロース，ソルビトール）を投与していることもあり，便秘に難渋することはほとんどなく，遭遇する排便障害はほとんどが下痢です．下痢，特に水様性下痢では投与した栄養が十分吸収されずに排泄され栄養障害をきたします．さらに，水分や電解質喪失，肛門周囲の皮膚炎の発生など，様々な障害の原因となります[11]．排便量の増加が栄養不足の指標になること[12]，エネルギー/蛋白不足のリスクになること[13] が報告されていることからも，下痢のコントロールによって排便量を抑制することが重要となります．

下痢が発生した際には原因を鑑別する必要があります．病理学的な分類（分泌性，運動性，滲出性，浸透圧性），感染性か非感染性かなどを鑑別しますが，少なくとも経腸栄養が原因になっているかどうかの鑑別は必要です．経腸栄養以外の下痢と判断された場合は必ずしも経腸栄養を中止する必要はありませんが，感染性腸炎〔偽膜性腸炎，メチシリン耐性黄色ブドウ球菌（methicillin-resistant *Staphylococcus aureus*：MRSA）腸炎など〕や腸管移植片対宿主病（graft-versus-host disease：GVHD）による難治性の水様性下痢が継続する場合は，経腸栄養を一時中止する必要があります．

経腸栄養が原因となる下痢は分泌性か浸透圧性に分類されますが，投与量の調整・減量，投与方法の変更（間欠投与から持続投与へ），投与経路（経空腸投与から経胃投与へ），投与薬剤（腸管蠕動改善薬や整腸剤）の変更・調整，栄養剤の変更などが必要となります（**表3**）[1,2]．我々は排便量と性状でルーチンに使用している緩下剤*5（ラクツロース，ソルビトール）の投与/休止や追加処置を判断できる**排便コントロール**基準（**図5**）を使用し，排便量が減量し，下痢や便秘の頻度が減少したことを報告しました[14]．

栄養剤の特徴*6として，低浸透圧である，脂質含有量が少ない，乳糖・乳蛋白非含有，窒素源が**ペプチド**で配合，水様性食物繊維（ペクチン[15]やグアーガムなど）含有などが下痢を軽減できると報告されていますが，十分なエビデンスはありません．重症患者の腸管の機能や下痢の原因は画一的ではないため，下痢に有用とされる栄養剤が必ずしも有効とはなるわけではなく，try & error で患者個々に最適な栄養剤を探すことも重要と考えられます．

*5 以前は，漫然と緩下剤を継続して下痢が続くことが多かったために，看護師判断にしていた緩下剤の投与/休止の基準を統一するために作成した．結果的には，下痢の改善だけでなく便秘の改善にも効果があった．

*6 栄養剤は，配合されている窒素源が蛋白質か，ペプチドか，アミノ酸かによって，それぞれ半消化態栄養剤，消化態栄養剤，成分栄養剤に分類される．

表3 経腸栄養に伴う下痢に対する対策

栄養剤の投与法	少量から開始，緩徐に増量する；必要時は減量する
栄養剤の投与速度	投与時間を長くする（持続投与に変更）
栄養剤の投与経路	経空腸投与の場合は経胃投与に変更する
薬剤の投与	①整腸剤・下剤を細かく調整する ②止痢剤を投与する（ほかの下痢の原因を否定したうえで）
栄養剤の種類の変更	①食物繊維を含有するもの ②浸透圧の低いもの ③窒素源がペプチドであるもの（消化態栄養） ④脂肪/乳糖/乳蛋白を含まないもの
栄養剤の半固形化	①胃内で半固形化する栄養剤（ハイネイーゲル®）へ変更 ②消化管内で半固形化させる増粘剤（REF-P1®）の追加 ③半固形タイプの栄養剤への変更（胃瘻の場合）

ICU入室直後からラクツロース・ソルビトールを投与していることが前提である

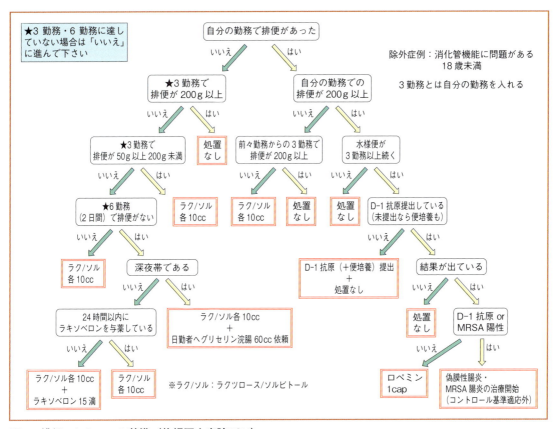

図5 排便コントロール基準（札幌医大病院ICU）

おわりに

　経腸栄養の経腸栄養耐性の評価方法と腸管蠕動改善薬について概説しました．重症患者では腸管に特別に問題がなければ可及的速やかに経腸栄養を開始し，腸管を休ませず，腸管機能を維持することが早期経腸栄養の成功の秘訣と考えられます．

［文　献］

1 ）巽　博臣，升田好樹：栄養管理のポイント．日本医事新報 4866：57-64, 2017

2 ）巽　博臣，升田好樹，後藤京子：経腸栄養開始時の条件；循環の安定性の評価，腸管機能評価，合併症対策．日静脈経腸栄会誌 30：659-663, 2015

3 ）日本集中治療医学会重症患者の栄養管理ガイドライン作成委員会：日本版重症患者の栄養療法ガイドライン．日集中医誌 23：185-281, 2016

4 ）Marik PE：Enteral nutrition in the critically ill：myths and misconceptions. Crit Care Med 42：962-969, 2014

5 ）McClave SA, Taylor BE, Martindale RG et al；Society of Critical Care Medicine；American Society for Parenteral and Enteral Nutrition：Guidelines for the Provision and Assessment of Nutrition Support Therapy in the Adult Critically Ill Patient：Society of Critical Care Medicine（SCCM）and American Society for Parenteral and Enteral Nutrition（A.S.P.E.N.）. JPEN J Parenter Enteral Nutr 40：159-211, 2016

6 ）Barr J, Hecht M, Flavin KE et al：Outcomes in critically ill patients before and after the implementation of an evidence-based nutritional management protocol. Chest 125：1446-1457, 2004

7 ）Martin CM, Doig GS, Heyland DK et al；Southwestern Ontario Critical Care Research Network：Multicentre, cluster-randomized clinical trial of algorithms for critical-care enteral and parenteral therapy（ACCEPT）. CMAJ 170：197-204, 2004

8 ）Rodrigo Casanova MP, Garcia Peña JM：The effect of the composition of the enteral nutrition on infection in the critical patient. Nutr Hosp 12：80-84, 1997

9 ）巽　博臣，升田好樹，今泉　均 他：胃内容の停滞した ICU 患者に対して六君子湯が有効であった 3 症例．日集中医誌 16：187-190, 2009

10）Davies AR, Morrison SS, Bailey MJ et al；ENTERIC Study Investigators；ANZICS Clinical Trials Group：A multicenter, randomized controlled trial comparing early nasojejunal with nasogastric nutrition in critical illness. Crit Care Med 40：2342-2348, 2012

11）Whelan K, Judd PA, Preedy VR et al：Enteral feeding：the effect on faecal output, the faecal microflora and SCFA concentrations. Proc Nutr Soc 63：105-113, 2004

12）Strack van Schijndel RJ, Wierdsma NJ, van Heijningen EM et al：Fecal energy losses in enterally fed intensive care patients：an explorative study using bomb calorimetry. Clin Nutr 25：758-764, 2006

13）Wierdsma NJ, Peters JH, Weijs PJ et al：Malabsorption and nutritional balance in the ICU：fecal weight as a biomarker：a prospective observational pilot study. Crit Care 15：R264, 2011

14）巽　博臣，升田好樹，今泉　均 他：重症患者に対する早期経腸栄養施行時の排便コントロールの有効性に関する検討．静脈経腸栄養 28：1245-1250, 2013

15）Schultz AA, Ashby-Hughes B, Taylor R et al：Effects of pectin on diarrhea in critically ill tube-fed patients receiving antibiotics. Am J Crit Care 9：403-411, 2000

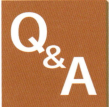

特集 エキスパートに学ぶ栄養管理のすべて

Q&A ベーシック編

脂質：n-3PUFAs と MCT の理論とエビデンス

新町クリニック 健康管理センター　神應知道（かんおうともみち）

Key words　n-3PUFAs，MCT，脂肪乳剤

point
- n-3PUFAs を"pharmaco nutrient"として投与すると効果が認められないが，経腸栄養として投与されると効果が認められる．
- 脂肪乳剤投与時は血清トリグリセリド濃度を定期的にチェックすることが望ましい．

はじめに

　本項では，n-3PUFAs と MCT の理論とエビデンスということで，脂質のなかでも n-3PUFAs と MCT を中心に解説していきます．これらを理解するにはまず，脂肪酸の分類を理解する必要がありますので，その説明から始めます．

Q 脂肪酸の分類には，どんな分類がありますか？

　脂肪酸は，主に3つの分類の仕方があります．①不飽和結合の有無，②炭素数，③投与経路（経静脈投与，経腸投与）です．

■ 1．不飽和結合の有無での分類

　脂肪酸の骨格となる炭素に二重結合（不飽和結合）があると不飽和脂肪酸，二重結合がないと飽和脂肪酸，と分類しています．さらに，不飽和脂肪酸のなかでも二重結合を1個だけもつものを一価不飽和脂肪酸，2個以上もつものを多価不飽和脂肪酸，とよんでいます．

　不飽和脂肪酸は，最初の二重結合の位置がカルボシル基の反対の端の炭素から数えて何番目に存在するかで，典型的なものは ω3（n-3），ω6（n-6），ω9（n-9）と区別されます（**図1**）．

　オメガ（ω）という言い方，エヌマイナス（n−）という言い方が2つありますが，同じことをいっています．例えば，ω3（n-3）を例にとると，

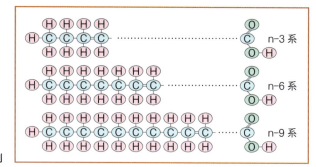

図1　不飽和脂肪酸の例

ωはギリシア語で最後の文字ということで最後の炭素から3番目に一番端の二重結合があるという意味です．n-3は，カルボキシル基から数えてn番目の炭素から3引いた部分に一番端の二重結合があるという意味になります．

2．炭素数での分類

脂肪酸は，炭素数により3つに分類することができます．短鎖（8未満），中鎖（8〜14），長鎖（15以上）脂肪酸です．

短鎖脂肪酸は，腸内環境を活性化するはたらきがあり，腸内細菌が発酵される段階で産生されます．臨床上は，短鎖脂肪酸の製剤はありません．

中鎖脂肪酸は，小腸上皮細胞で容易に吸収されるという特徴があります．さらに分子が小さいため腸管の毛細血管に吸収され，遊離脂肪酸のまま門脈から肝臓に運搬され，速やかにエネルギー源となって代謝されるため体脂肪として蓄積しにくいという特徴があります．これにより血中のトリグリセリド抑制効果があるといわれています．そして，脂肪酸が代謝されるためには，ミトコンドリア内に入らないといけないのですが，この際中鎖脂肪酸はL-カルニチンの助けなしにミトコンドリア内に速やかに入り代謝されエネルギー源として利用されます．分解され中鎖脂肪酸になる脂肪はMCT（medium chain triglyceride）といわれています．

長鎖脂肪酸は，胆汁中に含まれる胆汁酸，ホスファチジルコリン，コレステロールによってミセル化されます．ミセル化された長鎖脂肪酸は水溶性なので受動拡散によって消化管粘膜の吸収上皮細胞内に吸収されます．このミセル化された長鎖脂肪酸は，蛋白質と結合し，カイロミクロンという大きなリポ蛋白を形成します．そのカイロミクロンはリンパ管から吸収され，その後大循環系に入り，脂肪組織，筋肉組織，肝臓でいったん貯蔵されます．その後，グリコーゲンが枯渇したときに分解されて，ゆっくりと消費されます．長鎖脂肪酸が代謝されるためにミトコンドリア内に取り込まれる際には中鎖脂肪酸と異なりL-カルニチンの助けが必要です．分解され長鎖脂肪酸になる脂肪はLCT（long chain triglyceride）といわれています．さらに中鎖脂肪酸と異なり，長鎖脂肪酸は，エネルギー源にな

る以外に細胞膜の構成成分や，脂質メディエーターになるという特徴があります．

3. 投与経路による分類

投与経路による分類では，静脈投与と経腸投与の2種類があります．

静脈投与に関しては，静脈内に投与される脂肪乳剤は生体のカイロミクロンに似た構造の人工脂肪粒子溶液内に浮遊しており，水溶性にするために，人工脂肪粒子の中心が多数のTG（triglyceride）分子で構成され，その周りにはリン脂質が存在し，その親水性の部分が表面に向いています．この脂肪乳剤が静脈投与されると，胸管から血中に入ったカイロミクロンとほぼ同様に代謝されます．生体内の代謝能を上回る量の脂肪乳剤が投与されると，血清トリグリセリド濃度が上昇し始めるといわれています．リポ蛋白化されない人工脂肪粒子はエネルギーとはならずに異物として認識され脾臓で貪食され，それにより免疫能が低下する可能性もあるので注意が必要です．

我が国で発売されている静脈投与の脂肪乳剤はいずれも，大豆油由来のみです．2017年11月現在，脂肪乳剤としては，イントラリポスと，中心静脈栄養のミキシッド，鎮静薬として2,6-ジイソプロピルフェノール（ディプリバン®：プロポフォール）があります．2,6-ジイソプロピルフェノールは，溶媒として脂肪乳剤が使用されており，大豆油（LCT）だけのもの（ディプリバン®）と，大豆油（LCT）＋中鎖脂肪酸MCT（プロポフォール）のものがあります．これは栄養的なものというよりは，MCTを入れることで，血管痛の原因とされる水相中のプロポフォール分子の量が減少し，血管痛を軽減させるというメリットがあるといわれています[1]．

これら脂肪乳剤はいずれも1.1 kcal/mLのエネルギーがあることを考慮しながら栄養管理を行うべきです．

経腸投与に関しては，長鎖脂肪酸が主ですが，最近は，前述した代謝の違いを基に中鎖脂肪酸が強化されてきています．経腸栄養投与では，静脈栄養ほど血清トリグリセリド濃度上昇に過敏になる必要はありません．

Q n-3PUFAsとn-6PUFAsの違いは何ですか？

PUFAsとは，polyunsaturated fatty acids：多価不飽和脂肪酸のことです．n-3PUFAsとn-6PUFAsの違いは，n-3系の多価不飽和脂肪酸か，n-6系の多価不飽和脂肪酸かという違いです．n-3PUFAsとn-6PUFAsは，図2のように同じ酵素によって代謝されますが，最終代謝物はn-3PUFAsはPG（prostaglandin）E3，TX（thromboxane）B3，LT（leukotriene）B5などの抗炎症メディエーターである一方，n-6PUFAsはPGE2，TXB2，LTB4などの炎症性メディエーターであることが知られています[2]．そして，n-3PUFAsが炎症の収束を促すResolvins，Protectin

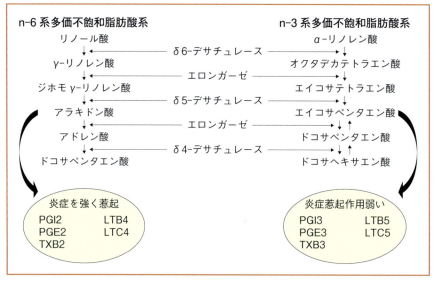

図2 n-6系，n-3系多価不飽和脂肪酸の代謝　　　（文献2：図4を参照して作成）

へと代謝されることが明らかとなり抗炎症作用として注目されています[3]．さらに，n-3PUFAsは好中球から炎症性サイトカインIL（interleukin）-1，腫瘍壊死因子（tumor necrosis factor：TNF）産生を抑制したり，マクロファージから誘導型NO合成酵素（inducible NO synthase：iNOS）発現を減少させたりすることも知られています[4]．

 n-3PUFAsには，どのようなエビデンスがありますか？

n-3PUFAsには下記のように多岐にわたるエビデンスが報告されています．

1．ARDS/ALIの患者に対する使用

n-3PUFAs含有と対照群を比較した無作為化比較試験（randomized cotrolled trial：RCT）は8つあります．そのなかでも，介入群として日本でも販売されているn-3PUFAsを多量に含んだ脂肪が55％配合され，γリノレン酸，抗酸化物質（βカロテン，ビタミンC，ビタミンE，亜鉛，セレン）が強化された栄養剤（オキシーパ®）を使用した研究が6つあり，それら6つの研究での対照群としては，オキシーパ®と同じく脂肪が55％前後ですが，n-6PUFAsが主体の栄養剤（プルモケア®）を比較した研究が4つとなっています．これら以外の2つのRCTは，日本にはない組成でn-3PUFAsを"pharmaco nutrient"として投与した研究になっています．Gadekらの報告[5]によると，n-3PUFAs含有（オキシーパ®）群で，人工呼吸管理日数（9.6日 vs 13.2日，$p<0.05$）および集中治療室（intensive care unit：ICU）在室日数（11.0日 vs 14.8日，$p<0.05$）が

有意に減少しました．また，酸素化能においても4日目，7日目に有意な改善を認め（$p<0.05$），新たな臓器不全の発生も有意に減少しました（10% vs 25%，$p<0.05$）．Singer らの報告[6] によると，ICU 在室日数，人工呼吸管理日数においては両群間で有意差を認めませんでしたが，酸素化能においては n-3PUFAs 含有（オキシーパ®）群で4日目，7日目に有意な改善を認めました（$p=0.05$）．生存率に関しては，28日目では有意差を認めました（72% vs 43%，$p<0.05$）が，90日間での追跡では差がありませんでした．Pontes-Arruda らの報告[7] によると，n-3PUFAs 含有（オキシーパ®）群で，人工呼吸管理日数（14.6日 vs 22.2日，$p<0.001$）および ICU 在室日数（17.2日 vs 23.4日，$p<0.001$）が有意に短縮しました．酸素化能は4日目，7日目に有意な改善を認め（$p<0.001$），新たな臓器不全の発生も有意に減少しました（38% vs 81%，$p<0.001$）．生存率に関する28日間の調査でも生存率に有意差が得られました（67.3% vs 47.9%，$p<0.05$）．Elamin らの報告[8] によると，米国の2施設の外科系内科系混合 ICU における急性呼吸促迫症候群（acute respiratory distress syndrome：ARDS）患者に対して，n-3PUFAs 含有（オキシーパ®）群で，入室1〜4日の lung injury score が有意に改善（$p<0.003$）し，ICU 滞在日数は短縮し（12.8日 vs 17.5日，$p=0.01$），入室28日までの multiple organ dysfunction（MOD）スコアは有意に低下（$p<0.05$）しました．Grau-Carmona らの報告[9] は，急性肺障害（acute lung injuly：ALI）または ARDS 合併の severe sepsis 患者に対して，n-3PUFAs 含有（オキシーパ®）群とコントロール群（エンシュアプラス®）の2群間で臓器不全の頻度と院内肺炎の発生を比較し，臓器障害の指数（sequential organ failure assessment：SOFA）スコア，PaO_2/FIO_2 比，人工呼吸器装着期間に有意差は認めませんでしたが，コントロール群で ICU 滞在日数が有意に長かったと報告しています．さらに，米国 ARDS network が，オキシーパ® とは異なる n-3PUFAs 含有の栄養組成を用いた RCT を行いました[10]．しかし，中間解析において，n-3PUFAs 含有群での死亡率が有意に高いことが判明したため，1,000名の予定のところを272名の時点で試験は中止となりました．ただし，n-3PUFAs 製剤を12時間ごとにボーラス投与している，2×2デザインのために投与開始時期が早期と晩期の両方が混在している，晩期の経腸栄養投与は初期6日間の目標栄養熱量は240〜360 kcal/day 程度に制限され，その後に目標熱量（25〜35 kcal/kg）まで上昇させるという手法であるなどの問題もあり，解釈には注意が必要です．さらに2014年には，人工呼吸管理が必要な患者に対し，オキシーパ® とは異なる組成の n-3PUFAs，グルタミン，抗酸化物質を強化した栄養剤を使用した群（152名）と，n-3PUFA を強化せず同じエネルギー量，蛋白質量の栄養剤を使用したコントロール群（149名）を比較した研究が報告されました[11]．新たな感染症の発生率は，n-3PUFAs 含有群53%〔95%信頼区間（confidence index：CI）：44〜61%〕に対し，

コントロール群52％（95％CI：44〜61％）（$p＝0.96$）と有意差は認められませんでした．なお，内科疾患のサブグループにおいて，強化群の6ヵ月死亡率は54％（95％CI：40〜67％）で，コントロール群35％（95％CI：22〜49％）（$p＝0.04$）に比べ有意に高いという結果でしたが，この研究対象患者は，すべてがARDS患者でないという点に注意が必要です．

最後に，2015年に日本から敗血症性ARDSと診断後24時間以内に経腸栄養が可能であった患者を23名のn-3PUFAs含有（オキシーパ®）群と23名の対照群（エンシュアリキッド®）の2群間で比較した研究が報告されています[12]．ICU滞在日数はn-3PUFAs含有（オキシーパ®）群17.6日（95％CI：14.30〜20.97），エンシュアリキッド®群25.9日（95％CI：20.8〜30.9）（$p＝0.015$）と有意に改善しましたが，院内感染率（43.5％ vs 52.2％，$p＝0.768$），死亡率（13％ vs 13％，$p＝1.0$）と差は認められませんでした．

以上の報告をまとめると，n-3PUFAsを"pharmaco nutrient"として**投与した研究には効果を認めなかったが，経腸栄養としてn-3PUFAsが投与されると効果が示された**ということになりそうです．

■ 2. sepsisまたはseptic shockについて

2017年に17のRCTから1,239名の患者をn-3PUFAs投与群と非投与群に分けたシステマティックレビュー・メタ解析が報告されています[13]．これによると死亡率には効果は認めず（relative risk 0.85, 95％CI：0.71〜1.03, $p＝0.10$, $I^2＝0％$），ICU滞在日数は3.79日短縮（95％CI：-5.49〜-2.09, $p＜0.0001$, $I^2＝82％$），人工呼吸期間も2.27日短縮（95％CI：-4.27〜-0.27, $p＝0.03$, $I^2＝60％$）でしたが，いずれも異質性が大きいこと，投与群は静脈投与または経腸となっており静脈製剤がない日本では結果の解釈に注意が必要です．

我が国では，2007年に発売されたn-3PUFAs含有栄養剤（オキシーパ®）の有用性を検討した日本国内での多施設共同研究があります．重症敗血症，敗血症性ショックに対しこの栄養剤を使用した群とコントロール群［脂肪含有量が55％と高い栄養剤（プルモケア®）］を比較していますが，主要評価項目の酸素化能に関しては，4日目，7日目，14日目いずれも有意差を認めなかったほか，28日累積生存率もコントロール群90.5％に対し91.9％と有意差を認めませんでした[14]．

■ 3. 熱傷患者に対して

同じく2017年には，体表面積の15％以上の熱傷患者に対し，ヒマワリ油含有経腸栄養（enteral nutrition：EN）群とヒマワリ油の半分をn-3PUFAsに置き換えた群を比較したRCTが報告されました[15]．死亡率に差はみられませんでしたが，severe sepsis, septic shock発生率はヒマワリ油群33％であったのに対し，n-3PUFAs群15％（$p＝0.03$）と有意

に減少していました．

4. 心臓外科患者に対して

2017年に報告された心臓外科患者に対するn-3PUFAs投与に関する19のRCTから4,335名を対象としたシステマティックレビュー・メタ解析[16]では，プライマリ-アウトカムのICU滞在日数は，weighted mean difference（WMD）−2.95，95％CI：−10.28〜−4.39，p=0.4）と有意差がみられませんでした．セカンダリ-アウトカムの入院期間は（WMD：−1.37，95％CI：−2.41〜−0.33，p=0.010），術後心房細動の頻度は，（odds比0.78，95％CI：0.68〜0.90，p=0.004）と有意差を認めましたが，ほかのアウトカムである死亡率，人工呼吸器期間は差を認めませんでした．この解析でも静脈投与群も含まれており，静脈投与製剤がない日本では解釈に注意が必要です．

このように，海外の文献では，n-3PUFAsを含んだ日本にない静脈製剤を使用しており，我々の臨床にすぐ応用できないことが残念です．

> **Q** 中鎖脂肪酸（MCT）にはどのようなエビデンスがありますか？

やや古い報告になりますが，長鎖脂肪酸（LCT）＋中鎖脂肪酸（MCT）群とLCT群を比較したRCTでは，敗血症患者72名に対するICUでの死亡率に関して，LCT＋MCT群（23％）とLCT群（30％）と若干のICU死亡率減少傾向があったが有意差は認めなかったというGarnacho-Monteroらの2002年の報告[17]があります．さらに他3つのRCT[18〜20]でも死亡率減少は明確ではありませんでした．また，慢性閉塞性肺疾患（chronic obstructive pulmonary disease：COPD）の患者14名に対して人工呼吸からのウィーニングに関して比較したところ，LCT＋MCT群（52±36hr）はLCT群（127±73hr）と比較して有意に短かった（p<0.05）が，全体的な人工呼吸器からの離脱日数には差がなかったということでした[20]．動脈血培養陽性率[20]，ICU滞在率[17,19]に関してはも差がなかったということでした．

このような古いエビデンスはありますが，いずれも日本にはない静脈製剤であること，エビデンスの質も不十分であり参考にしにくいものになっています．

日本でも利用できるMCT含有製剤として，現在，日本では鎮静薬として2,6-ジイソプロピルフェノール（プロポフォール：ディプリバン®）があり，ICUでも使用されています．溶媒として脂肪乳剤が使用されており，長期投与では，血清トリグリセリド濃度の上昇のリスクが報告されています[21]．この効果は，大豆油（LCT）によるものといわれており，2,6-ジイソプロピルフェノールには，大豆油（LCT）だけのものと，大豆油

（LCT）＋MCT のものがあることから違いが注目されてきました．2002 年には，上気道の予定手術患者 29 名に対し，大豆油（LCT）だけのものと，大豆油（LCT）＋MCT の 2,6-ジイソプロピルフェノール投与の違いを報告した RCT があります[22]．血清トリグリセリド濃度として，glycerin-glyceride 濃度を評価しています．鎮静の時間のみ LCT 群で短くなったほかは，鎮静スケールや背景などに 2 群間で差は認めず，36 時間後の AST 濃度が LCT 群で有意に高い，鎮静終了後の glycerin-glyceride 濃度が元の値に戻るまでの時間が LCT 群では有意に長い，という結果でした．予後の違いなどには言及されていない，対象患者が少ないなど問題点はありますが，下記に示すような 2,6-ジイソプロピルフェノール使用中の注意点を考慮し，使用するメリットがあると考えます．

　血清トリグリセリド濃度に関して Devaud らの前向き観察研究[23]では，内科・外科系混合型の ICU 入室患者で血清トリグリセリド濃度が 2 mmol/L（177.14 mg/dL）以上の 99 名と 2 mmol/L 未満の 121 名の比較では，上記の 2,6-ジイソプロピルフェノールの投与量が有意に高く，ICU 死亡率，院内死亡率に差はないものの，人工呼吸器期間が有意に長く，ICU 滞在日数も長いという報告があり，2,6-ジイソプロピルフェノール投与中の患者には週 2 回のトリグリセリド濃度の測定を勧めています．

［文　献］

1 ）Rau J, Roizen MF, Doenicke AW et al：Propofol in an emulsion of long- and medium-chain triglycerides：the effect on pain. Anesth Analg 93：382-384, 2001

2 ）深柄和彦：脂肪乳剤の問題点．静脈経腸栄養 28：909-913, 2013

3 ）Kohli P, Levy BD：Resolvins and protectins：mediating solutions to inflammation. Br J Pharmacol 158：960-971, 2009

4 ）Aldridge C, Razzak A, Babcock TA et al：Lipopolysaccharide-stimulated RAW 264.7 macrophage inducible nitric oxide synthase and nitric oxide production is decreased by an omega-3 fatty acid lipid emulsion. J Surg Res 149：296-302, 2008

5 ）Gadek JE, DeMichele SJ, Karlstad MD et al：Effect of enteral feeding with eicosapentaenoic acid, gamma-linolenic acid, and antioxidants in patients with acute respiratory distress syndrome. Enteral Nutrition in ARDS Study Group. Crit Care Med 27：1409-1420, 1999

6 ）Singer P, Theilla M, Fisher H et al：Benefit of an enteral diet enriched with eicosapentaenoic acid and gamma-linolenic acid in ventilated patients with acute lung injury. Crit Care Med 34：1033-1038, 2006

7 ）Pontes-Arruda A, Aragao AM, Albuquerque JD：Effects of enteral feeding with eicosapentaenoic acid, gamma-linolenic acid, and antioxidants in mechanically ventilated patients with severe sepsis and septic shock. Crit Care Med 34：2325-2333, 2006

8 ）Elamin EM, Miller AC, Ziad S：Immune Enteral Nutrition Can Improve Outcomes in Medical-Surgical Patients with ARDS：A Prospective Randomized Controlled Trial. J Nutr Disord Ther 2：109-129, 2012

9 ）Grau-Carmona T, Morán-Garcia V, Garcia-de-Lorenzo A et al：Effect of an enteral diet enriched with eicosapentaenoic acid, gamma-linolenic acid and anti-oxidants on the outcome of mechanically ventilated, critically ill, septic patients. Clin Nutr 30：578-584, 2011

10）Rice TW, Wheeler AP, Thompson BT et al；NIH NHLBI Acute Respiratory Distress Syndrome Network of Investigators：Enteral omega-3 fatty acid, gamma-linolenic acid, and antioxidant supplementation in acute lung injury. JAMA 306：1574-1581, 2011

11）van Zanten AR, Sztark F, Kaisers UX et al：High-protein enteral nutrition enriched with immune-modulating nutrients vs standard high-protein enteral nutrition and nosocomial infections in the ICU：a randomized clinical trial. JAMA 312：514-524, 2014

12）Shirai K, Yoshida S, Matsumaru N et al：Effect of enteral diet enriched with eicosapentaenoic acid, gamma-linolenic acid, and antioxidants in patients with sepsis-induced acute respiratory distress syndrome. J Intensive Care 3：24, 2015

13）Lu C, Sharma S, McIntyre L et al：Omega-3 supplementation in patients with sepsis：a systematic review and meta-analysis of randomized trials. Ann Intensive Care 7：58, 2017

14）松田兼一，平澤博之，織田成人 他：重症敗血症/敗血症性ショック症例に対する免疫調整経腸栄養剤の有用性．日集中医誌 21：155-163, 2014

15）Tihista S, Echavarría E：Effect of omega 3 polyunsaturated fatty acids derived from fish oil in major burn patients：A prospective randomized controlled pilot trial. Clin Nutr pii：S0261-5614（17）30002-X, 2017［Epub ahead of print］

16）Langlois PL, Hardy G, Manzanares W：Omega-3 polyunsaturated fatty acids in cardiac surgery patients：An updated systematic review and meta-analysis. Clin Nutr 36：737-746, 2017

17）Garnacho-Montero J, Ortiz-Leyba C, Jiménez-Jiménez FJ et al：Clinical and metabolic effects of two lipid emulsions on the parenteral nutrition of septic patients. Nutrition 18：134-138, 2002

18）Lindgren BF, Ruokonen E, Magnusson-Borg K et al：Nitrogen sparing effect of structured triglycerides containing both medium-and long-chain fatty acids in critically ill patients；a double blind randomized controlled trial. Clin Nutr 20：43-48, 2001

19）Nijveldt RJ, Tan AM, Prins HA et al：Use of a mixture of medium-chain triglycerides and longchain triglycerides versus longchain triglycerides in critically ill surgical patients；a randomized prospective double-blind study. Clin Nutr 17：23-29, 1998

20）Lovinelli G, Marinangeli F, Ciccone A et al：Parenteral nutrition in ventilated patients with chronic obstructive pulmonary disease：long chain vs medium chain triglycerides. Minerva Anestesiol 73：65-76, 2007

21）Barrientos-Vega R, Mar Sánchez-Soria M, Morales-García C et al：Prolonged sedation of critically ill patients with midazolam or propofol：impact on weaning and costs. Crit Care Med 25：33-40, 1997

22）Theilen HJ, Adam S, Albrecht MD et al：Propofol in a medium- and long-chain triglyceride emulsion：Pharmacological characteristics and potential beneficial effects. Anesth Analg 95：923-929, 2002

23）Devaud JC, Berger MM, Pannatier A et al：Hypertriglyceridemia：a potential side effect of propofol sedation in critical illness. Intensive Care Med 38：1990-1998, 2012

好評発売中

救急・集中治療
Vol 29 臨時増刊号 2017

ER・ICUにおける
手技の基本と実際
―ベテランに学ぶトラブル回避法―

特集編集　西村 匡司

B5判／本文306頁
定価（本体6,400円＋税）
ISBN978-4-88378-550-6

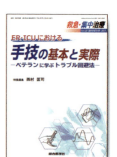

目　次

Ⅰ　総　論
- 標準予防策・清潔操作（ガウンテクニックなど）

Ⅱ　気道の確保・呼吸管理
- 気管挿管・気管チューブの固定
- 抜　管
- 気管切開/輪状甲状間膜穿刺・切開
- 酸素療法（低流量システム・高流量システム）
- 非侵襲的陽圧人工呼吸管理
- （侵襲的）人工呼吸管理

Ⅲ　穿刺とドレナージ術
- 胸腔穿刺と胸腔ドレナージ
- 心嚢穿刺
- 腹腔穿刺と腹腔ドレナージ
- 腰椎穿刺と髄液検査

Ⅳ　外傷・熱傷・整形外科的疾患
- 創処置の実際
- 減張切開

Ⅴ　消化管に対する処置
- 胃管の挿入法
- イレウス管の挿入法（従来法）と管理について
- 栄養チューブ

Ⅵ　カテーテル手技
- 末梢静脈カテーテル
- PiCCOカテーテル
- PICC（末梢挿入型中心静脈カテーテル）
- 中心静脈カテーテル
- 肺動脈カテーテル
- 動脈穿刺と動脈ライン留置
- 尿道カテーテル
- 血液浄化用ダブルルーメンカテーテル

Ⅶ　内視鏡手技
- 気管支鏡検査＋BAL
- 消化管内視鏡検査・治療

Ⅷ　急性期管理
- IABP（大動脈内バルーンパンピング）
- PCPS（経皮的心肺補助装置）
- VV ECMO（静脈-静脈膜型人工肺）
- VA ECMO（静脈-動脈膜型人工肺）
- 心拍出量モニター
- Defibrillation
- Cardioversion

Ⅸ　その他
- 経食道心エコー
- FASTの普及―skillからcompetencyへ―
- 肺エコー
- ICP（頭蓋内圧）測定
- 膀胱内圧測定
- 体温管理
- グラム染色
- ■索引

総合医学社
〒101-0061　東京都千代田区神田三崎町1-1-4
TEL 03(3219)2920　FAX 03(3219)0410　http://www.sogo-igaku.co.jp

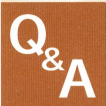

特集 エキスパートに学ぶ栄養管理のすべて

ベーシック編

Arginineを強化した栄養剤の理論とエビデンス

東北大学病院 高度救命救急センター　佐藤武揚(さとうたけあき)

Key words　アルギニン，pharmaconutrient，免疫栄養剤

point

- アルギニンは一酸化窒素を産生し，血管拡張作用をもつ．
- アルギニンはホルモン分泌作用，創治癒促進作用，免疫調整作用をもつ．
- アルギニンは病態により免疫能維持に働いたり，血圧低下や細胞障害作用をきたすことがある．
- 重症患者へアルギニンを強化した栄養を行う効果は定まっていない．

はじめに

近年，アルギニンやグルタミンなどのアミノ酸，ω3系脂肪酸，微量元素やビタミンの一部が薬効作用を持つ栄養素（pharmaconutrient）として免疫能を調整，修飾することがわかってきました．なかでもアルギニンは免疫機能，外傷後の窒素代謝，創傷治癒に重要なはたらきを持ちます．

過去にはpharmaconutrient過剰摂取による有害事象はほとんどないと考えられていたため，これらを強化した免疫栄養剤が作られました．しかしながら近年，免疫栄養剤による有害事象が相次いで報告され，その原因としてアルギニンが候補に上がりました．本項では今一度アルギニンのはたらきと考えられる有害事象について考察したいと思います．

Q　アルギニンの生化学的特徴について教えてください

A　アルギニンは塩基性の条件付き必須アミノ酸で，食事以外では肝臓で尿素回路によりオルニチンからシトルリンを経て生成されます[1]．成長期のほか，敗血症や外傷などでは需要が高まり欠乏します[2]．アルギニンは尿素回路でアンモニアを解毒する中心的な役割をもち[3]，アンモニア上昇が問題となる病態でも欠乏しやすくなります．

アルギニンは Arginase によりオルニチンからポリアミンを形成し，細胞増殖を促します．一方で，NO synthase により一酸化窒素（NO）を産生します．この2つの反応は炎症性メディエータ（後述）の存在により調節されます．

 アルギニンと一酸化窒素の作用について教えてください

　アルギニンは NO を産生する特異的な基質で，この経路は血管内皮，脳，炎症細胞，血小板や肝細胞に存在します．NO は血管内皮由来弛緩因子（endothelial derived relaxing factor：EDRF）として血管を拡張させます．NO はまた神経伝達物質としての働きがあり，さらには細胞障害性作用をもちます[4]．

　創傷局所ではアルギニン濃度が非常に低く[5]，アテローム硬化性血管病変部では低アルギニン状態で，内因性に血管拡張能が欠如する原因となっています[6]．

 アルギニンのホルモン分泌作用を教えてください

　アルギニンは NO 産生を介してコリン作動性に多くのホルモン分泌を促進します．インスリン，グルカゴン，成長ホルモン，プロラクチン，そして副腎からカテコラミン類とアルドステロンが，脳からバソプレシンが分泌されます[7]．アルギニンの補充によりこれらのホルモンの分泌促進効果が期待される一方で，IL-1β のような炎症性メディエータが優位な環境では膵内でアルギニンから大量産生された NO が細胞障害性を発揮し，自己免疫性膵炎や1型糖尿病の原因となります[8]．

 アルギニンの創傷治癒促進作用について教えてください

　アルギニンはコラーゲン沈着を促し創傷治癒を促進します．健康な67～82歳のヒトにアルギニン 30 g/day を14日間投与したところ創部へのコラーゲン沈着と蛋白量の増加が確認されました[9]．この効果は DNA の増加によるものではありませんでした．そしてコラーゲン沈着は増加しましたが，皮膚欠損の上皮化は促進されませんでした．

 アルギニンの免疫調整作用について教えてください

　アルギニンの大量投与は免疫系，特に胸腺と T 細胞増殖により免疫機能を促進します[10,11]．アルギニンにより分泌促進されたプロラクチンと成長ホルモンはさらに胸腺免疫を調節します[12]．

　健康成人では，15～30 g/day のアルギニン補充により末梢血単核球の

増殖が促進されました[13]．ラットの重症腹膜炎モデルにアルギニンを経腸/経静脈投与したところ生存率の改善が示されました[14]．

アルギニンの臨床改善にはどのような効果が期待できますか？

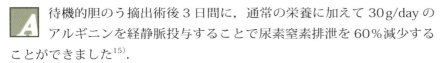待機的胆のう摘出術後3日間に，通常の栄養に加えて30g/dayのアルギニンを経静脈投与することで尿素窒素排泄を60％減少することができました[15]．

消化管癌手術後に25g/dayのアルギニンを補充したところ手術部位感染（surgical site infection：SSI）の減少と在院日数の短縮が示されました[16]．

集中治療患者に大量のアルギニンを含んだ経腸栄養を行うことでT細胞の増殖効果が確認されました[17]．

重症病態に対するアルギニンの効果について教えてください

これらの結果を踏まえて本邦初の免疫賦活栄養剤（後述）としてインパクト®が2002年に味の素ファルマ株式会社（当時）から販売されました．待機手術患者へ投与することで術後感染性合併症の減少と在院日数の短縮効果が期待されていましたが，重症病態においてその有効性を証明するには至っていません．

そればかりか重症病態に免疫賦活栄養剤を用いることで，逆に予後を悪化させるという報告が出てきました[18,19]．その原因としてアルギニンが問題視されました．

アルギニンはその強力な効果からほとんどの免疫栄養剤に付加されています．重症患者ではアルギニンによりその炎症反応がさらに悪化する懸念がありました．

アルギニンの有害作用とはどのようなものですか？

アルギニンとNOによる細胞障害作用は感染防御機構に役立ちますが，ときとして宿主細胞障害性にも働きます．それは強力な血管拡張作用と相まって有害事象をきたしかねません．

Th1細胞から炎症性サイトカイン（IL-1，TNFα，INFγなど）が産生された状態ではアルギニン分解はNO産生が優位となっています．一方でTh2細胞から抗炎症性サイトカイン（IL-4，IL-12，TGFβなど）が産生される状態ではアルギニン分解からポリアミン合成が起こります[20]．敗血症はTh1優位な病態で，外傷はTh2優位な病態と考えられます．

外傷患者ではポリアミン合成により細胞増殖が促進されますが，免疫能維持に必要な NO 産生は抑制されるため，アルギニンを補充することで免疫能維持に有利に働くことが期待されます．

一方で敗血症など Th1 サイトカイン優位な状態では NO の過剰産生があり，アルギニンを強化することでその状況がさらに悪化する懸念があります．

しかし上記の研究[18, 19]で用いられた免疫栄養剤はアルギニン以外にも複数の pharmaconutrient が増強されており，有害事象の原因がアルギニンであったかどうかは示されていません．

Q 免疫賦活栄養剤と免疫調整栄養剤の違いについて教えてください

A 免疫栄養剤は 2 つの考え方をもとに作られています．インパクト®をはじめとした免疫能を賦活するさまざまな栄養素を"増強"して生体反応を改善し，なおかつ単体で栄養が完結する栄養剤が免疫賦活栄養剤です．一方，特定の病態で特定の栄養素を，代謝的要求量以上に付加的投与することで免疫能を"調整"し，薬理効果を期待する栄養剤が免疫調整栄養剤です．

そもそも重症病態といっても患者背景，病態はさまざまであり，単一の免疫栄養剤ですべてを網羅するのは無理があります．さらに免疫賦活栄養剤は推奨投与量を満たしてはじめてその薬理効果が発揮されるように設計されており，重症病態では予定量に達していないことが少なくありません．そしてなにより，重症病態における推奨量が一律に同じとは考えにくいです．

免疫調整栄養剤は必要な熱量や蛋白をすべて補給するわけではなく，個々の病態に応じて適切に組合わせて使用します．本邦で市販されている免疫栄養剤のアルギニン含有量を示します（表1）．

表1 本邦で市販されている免疫栄養剤のアルギニン含有量

種類	製剤名	形態	アルギニン含有量
免疫調整栄養剤	インパクト®	半消化態	1.3g/100kcal
	イムン®アルファ	半消化態	0.53g/100kcal
	サンエット-GP®	半消化態	0.17g/100kcal
免疫賦活栄養剤	ペプタメン® AF	消化態	0.16g/100kcal
	オキシーパ®	半消化態	0.14g/100kcal
	MEIN®	半消化態	0.13g/100kcal
通常	エネーボ®	半消化態	0.17g/100kcal
	ラコール® NF	半消化態	0.19g/100kcal

（兵庫医科大学病院 小谷穣治先生より提供を参照して作成）

免疫栄養剤はさまざまなpharmaconutrientを複合して含有するため，有害事象がアルギニンのせいとは限りません．この問題を解決するためには個別のpharmaconutrientについてそれぞれ検討する必要があります．

Q 各種ガイドラインにおけるアルギニンの位置づけについて教えてください

以上の背景から各国の重症病態の栄養ガイドラインではpharmaconutrientの使用についてそれぞれ違った立場を表明しています[21,23]（表2）．これらの根拠となった研究ではさまざまな異なる組成の免疫栄養剤が用いられ，単一のpharmaconutrientについての比較が困難になっています．2017年現在で最新となる「日本版重症患者の栄養療法ガイドライン」[23]では，敗血症，重症患者へアルギニンを強化した栄養の効果は定まっておらず，アルギニンを強化した免疫栄養剤は重症患者には使用しないことを弱く推奨しています．

表2 重症病態の栄養ガイドラインにおけるアルギニンの位置づけ

	ESPEN[21]	SCCM/ASPEN[22]	日本[23]
待機的手術	有効	有効	推奨なし
一般	推奨なし	有効な可能性	推奨なし
敗血症	軽症時有効 重症時有害	軽症時有効な可能性 重症時有害な可能性	有害な可能性
外傷	有効	有効	有害な可能性
熱傷	推奨なし	有効	有害な可能性
急性肺障害	推奨なし	推奨なし	有害な可能性

（文献21，22，23を参照して作成）

Q 重症病態に対するアルギニンの使い方について教えてください

アルギニンの投与時期は，過剰な炎症反応が落ち着き，免疫能低下が遷延している状態でアルギニンを強化した免疫栄養剤を用いることは良い方法かもしれません．アルギニンによる有害事象は炎症反応の増加と血管拡張による血圧低下，死亡率の上昇が懸念されます．しかし現段階ではアルギニンを調節する指標は明らかでありません．

アルギニンの投与量は，20〜30g/dayの報告が多く，上記のインパクト® 2,000mL投与でアルギニンが約26g含まれることが参考になります．

アルギニンの効果を検証するためには，その適応と用量は再度検討する必要があるでしょう．そしてほかのpharmaconutrientとの相互作用をも考慮する必要があります．そのためには病態の深い理解と栄養に関する知

識が必須となります.

　アルギニンは前述のように強い作用を持ち，薬にも毒にもなり得るといえますが世界的に評価が定まっているわけではありません．一律に有用である，有害であると決めつけるのではなく，個々の病態に応じてテーラーメイドの栄養療法を行うことで重症病態の治療成績を改善することが期待されます．今後のさらなる研究が待たれます.

［文　献］

1 ）Rose WC：The nutritive significance of the amino acids and certain related compounds. Science 86：298-300, 1937

2 ）Seifter E, Rettura G, Barbul A et al：Arginine：an essential amino acid for injured rats. Surgery 84：224-230, 1978

3 ）Fahey JL：Toxicity and blood ammonia rise resulting from intravenous amino acid administration in man：the protective effect of l-arginine. J Clin Invest 36：1647-1655, 1957

4 ）Moncada S, Palmer RM, Higgs EA：Nitric oxide：physiology, pathophysiology, and pharmacology. Pharmacol Rev 43：109-142, 1991

5 ）Albina JE, Mills CD, Barbul A et al：Arginine metabolism in wounds. Am J Physiol 254：459-467, 1988

6 ）Drexler H, Zeiher AM, Meinzer K et al：Correction of endothelial dysfunction in coronary microcirculation of hypercholesterolaemic patients by L-arginine. Lancet 338：1546-1550, 1991

7 ）Barbul A：Arginine：biochemistry, physiology and therapeutic implications. JPEN J Parenter Enteral Nutr 10：227-238, 1986

8 ）Welsh N, Eizirik DL, Bendtzen K et al：Interleukin-1 beta-induced nitric oxide production in isolated rat pancreatic islets requires gene transcription and may lead to inhibition of the Krebs cycle enzyme aconitase. Endocrinology 129：3167-3173, 1991

9 ）Kirk SJ, Hurson M, Regan MC et al：Arginine stimulates wound healing and immune function in elderly human beings. Surgery 114：155-159, 1993

10）Fabris N, Mocchegiani E：Arginine-containing compounds and thymic endocrine activity. Thymus 19：21-30, 1992

11）Efron D, Kirk SJ, Regan MC et al：Nitric oxide generation from L-arginine is required for optimal human peripheral blood lymphocyte DNA synthesis. Surgery 110：327-334, 1991

12）Barbul A, Rettura G, Prior E et al：Supplemental arginine, wound healing, and thymus：arginine-pituitary interaction. Surg Forum 29：93-95, 1978

13）Barbul A, Sisto DA, Wasserkrug HL et al：Arginine stimulates lymphocyte immune responses in healthy human beings. Surgery 90：244-251, 1981

14）Madden HP, Breslin RJ, Wasserkrug HL et al：Stimulation of T cell immunitiy by arginine enhances survival in peritonitis. J Surg Res 44：658-663, 1988

15）Elsair J, Poey J, Issad H et al：Effect of arginine chlorhydrate on nitrogen balance during the three days following routine surgery in man. Biomedicine 29：312-317, 1978

16）Daly JM, Lieberman MD, Goldfine J et al：Enteral nutrition with supplemental arginine, RNA, and omega-3 fatty acids in patients after operation：immunologic, metabolic, and clinical outcome. Surgery 112：56-67, 1992

17）Cerra FB, Lehman S, Konstantinides N et al：Effect of enteral nutrient on in vitro tests of immune function in ICU patients：a preliminary report. Nutrition 6：84-87, 1990

18）Dent DL, Heyland DK, Levy H et al：Immunonutrition may increase mortality in critically ill patients with pneumonia：result of a randomized trial. Crit Care Med 30：A17, 2003

19）Bertolini G, Iapichoino G, Radrizzani D et al：Early enteral immunonutrition in patients with severe sepsis：result of an interim analysis of a randomized multicentre clinical trial. Intensive Care Med 29：

834-840, 2003
20) Santora R, Kozar RA：Molecular mechanisms of pharamaconutrients. J Surg Res 161：288-294, 2010
21) Kreymann KG, Berger MM, Deutz NE et al：ESPEN Guidelines on Enteral Nutrition：Intensive care. Clin Nutr 25：210-223, 2006
22) McClave SA, Martindale RG, Vanek VW et al：Guidelines for the Provision and Assessment of Nutrition Support Therapy in the Adult Critically Ill Patient：Society of Critical Care Medicine（SCCM）and American Society for Parenteral and Enteral Nutritiion（A.S.P.E.N.）. JPEN J Parenter Enteral Nutr 33：277-316, 2009
23) 日本集中治療医学会重症患者の栄養管理ガイドライン作成委員会：日本版重症患者の栄養療法ガイドライン．日集中医誌 23：185-281, 2016

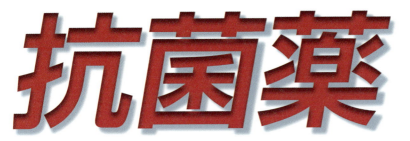
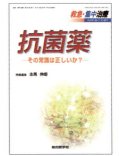

臨床に欠かせない1冊！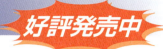

徹底ガイド

小児の呼吸管理

第3版

Q&A

編集 **植田 育也**
埼玉県立小児医療センター
集中治療科 科長兼部長

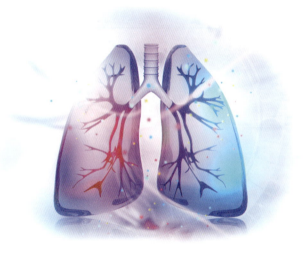

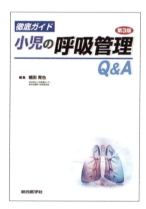

B5判／本文296頁
定価（本体5,600円＋税）
ISBN978-4-88378-647-3

目　次

- Ⅰ．小児の呼吸器系の特徴
- Ⅱ．酸素療法とモニタリング
- Ⅲ．気道確保法
- Ⅳ．非侵襲的陽圧換気法
- Ⅴ．侵襲的陽圧換気法
- Ⅵ．小児のECMO/PCPS
- Ⅶ．呼吸管理下の補助療法
- Ⅷ．その他の呼吸療法
- Ⅸ．人工呼吸管理をめぐる諸問題
- Ⅹ．色々な小児疾患での呼吸管理

総合医学社　〒101-0061　東京都千代田区神田三崎町 1-1-4
TEL 03(3219)2920　FAX 03(3219)0410　http://www.sogo-igaku.co.jp

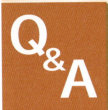

特集 エキスパートに学ぶ栄養管理のすべて

Q&A ベーシック編

重症患者におけるGlutamine投与の理論とエビデンス

帝京大学 外科学講座　福島亮治

Key words　重症患者，臓器不全

point

- グルタミンは体内で最も豊富な非必須アミノ酸ですが，侵襲時には需要が供給を上回り，相対的に不足するとされています．
- 外傷や熱傷など，重症患者へのグルタミン投与は，感染性合併症の低下や在院日数の短縮効果が報告されています．
- グルタミンの投与効果は，経腸栄養に比べて静脈栄養で高くなっています．
- ショックや臓器不全を伴う重症患者では，グルタミンの投与で死亡率が上がる可能性があるので，投与は控えるべきです．

はじめに

　グルタミンは，小腸粘膜の最も重要なエネルギー基質であること[1]，免疫細胞でも不可欠な栄養素であること[2]など，生体にとって重要なはたらきを担っています．また体内で最も豊富な非必須アミノ酸であり侵襲時に需要が供給を上回るとされ，重症患者へのグルタミン投与が推奨されてきました．しかし2013年に報告されたREDOXS試験においては，グルタミンの投与群の死亡率が対照群に比較して高いという結果が得られました[3]．これを受けて，グルタミン投与の有効性に疑問を呈するだけでなく，投与は禁忌とする論調もみられるようになっています．本稿では，このような視点をふまえ，重症患者に対するグルタミン投与の理論とエビデンスについて概説します．

Q　侵襲生体におけるグルタミンの役割を教えてください（図1）

A　侵襲時には，筋蛋白の崩壊が促進しアミノ酸が血中に放出されます．これはストレスホルモンや炎症性サイトカインの産生増加に伴うものですが，生体は自らの筋蛋白崩壊で得たアミノ酸を血中に放出し，それを肝，腎，腸管，免疫組織などの重要臓器，あるいは組織の損傷部位

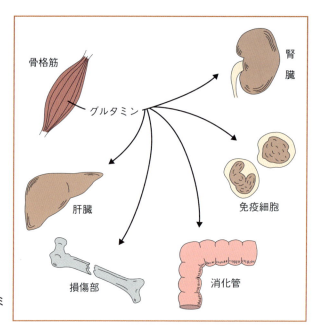

図1　侵襲時のグルタミンの動態

に運搬して，侵襲から回復するために利用します．このとき放出されるアミノ酸の約1/3はグルタミンであるとされ，侵襲時にグルタミンの需要は増大しています．一般の外科手術の術後や単純な外傷などでは，細胞内のグルタミン濃度はおよそ40〜50％減少しますが，広範熱傷のような高度外科侵襲時には，グルタミンの減少はさらに大きくなり，グルタミンの需要は侵襲の大きさに比例して増大すると考えられています．またグルタミンの減少は患者の予後とよく相関するとされています．

　このように，侵襲時にはグルタミンの需要が増大し相対的な欠乏状態となるので，グルタミンは侵襲時に必須アミノ酸としての性格を有するconditionally essential amino acidであると認識されてきました．そして，このようなグルタミンの需要を満たすために，グルタミンの投与が考慮されるようになったのです．

Q 重症患者に対するグルタミン投与の臨床効果に関するエビデンスはありますか？

A　1980年代以降，多くの動物実験や臨床研究でグルタミン投与の有用性が示唆され，従来の各種栄養ガイドラインにおいては，外傷や熱傷患者を中心にグルタミン投与は推奨される方向となっていました．しかし，冒頭でも述べたように，2013年のREDOXS試験の結果が報告されて以来，多くの議論が巻き起こっています．これについては後述しますが，まず重症患者に対するグルタミン投与の臨床効果について，最近のメタ分析の結果を中心に紹介します．

　グルタミン投与が有効であるとの臨床的エビデンスは，経腸投与に比べ

て静脈投与で多く認められています．しかし，グルタミンは溶液への溶解性や安定性の問題から，従来の市販輸液製剤・静脈栄養製剤には全く含まれていません．欧州では，これを解決するために，グルタミンを他のアミノ酸とジペプチドとして添加した製剤（glutamine dipeptide）が開発され市販されています．我が国では使用できる市販の静脈栄養製剤はありません．

■ 1. 経腸投与に関するメタ分析

2015 年の van Zanten らのメタ分析は，後述する Metaplus study を含めた 11 の無作為比較試験（randomized controlled trial：RCT），1,079 症例を対象として行った結果，在院死亡〔相対危険度（relative risk：RR）0.94，95％信頼区間（confidence interval：CI）0.65〜1.36，$p=0.74$〕，感染性合併症（RR 0.93，95％CI 0.79〜1.10，$p=0.39$），集中治療室（intensive care unit：ICU）滞在期間〔加重平均の差（weighted mean difference：WMD）−1.36 days，95％CI −5.51〜−2.78，$p=0.52$〕に有意差を認めませんでした．しかし，在院日数の有意な短縮を認めました（WMD −4.73 days，95％CI −8.53〜−0.90，$p=0.02$）．そして熱傷の subgroup で在院死亡率（RR 0.19，95％CI 0.06〜0.67，$p=0.010$）と在院日数（WMD −9.16 days，95％CI −15.06〜−3.26，$p=0.002$）の有意な減少が認められています[4]．

熱傷患者のみを対象として 4 RCT，155 症例を解析した 2013 年のメタ分析では，グルタミン投与群でグラム陰性菌の菌血症〔オッズ比（odds ratio：OR）0.27，95％CI 0.08〜0.92，$p=0.04$〕および在院死亡率（OR＝0.13，95％CI 0.03〜0.51，$p=0.004$）が有意に減少していました[5]．

■ 2. 経静脈投与に関するメタ分析

ICU 患者や外科手術など幅広い患者を対象として，グルタミン投与群とコントロール群を比較した 40 RCT，3,107 症例を集積した 2013 年の Bollhalder のメタ分析では，有意差はないもののグルタミン投与群で 11％の短期生存率の改善（RR 0.89，95％CI 0.77〜1.04）および有意な感染症の減少（RR 0.83，95％CI 0.72〜0.95）と 2.35 日の在院日数短縮（95％CI −3.68〜−1.02）が報告されています．さらに欧州静脈経腸栄養学会（European Society for Clinical Nutrition and Metabolism：ESPEN）のガイドラインに従った高投与量〔>0.2 g/kg，体重（body weight：BW)/day〕かつ平均 9 日以上投与したものに限定して解析すると，短期の生存率，感染性合併症，在院日数がいずれもグルタミン群で有意に良好となりました[6]．

同様に，critical illness を対象とした 2014 年の Wischmeyer らの systematic review では，26 RCT，2,484 症例が対象として解析され，在院死亡率（RR 0.68，95％CI 0.51〜0.90，$p=0.008$）と在院日数（WMD −2.56，95％CI −4.71〜−0.42，$p=0.02$）の有意な減少が認められま

した．感染性合併症に関しては，減少傾向が認められましたが有意差はありませんでした（RR 0.86，95％CI 0.73～1.02，p＝0.09)[7]．サブ解析では，栄養管理を静脈栄養で行っていたほうが，経腸栄養を行っていたものに比べてグルタミン投与の効果が高くなりました．そして Wischmeyer らは，これらの結果から，栄養管理の一環としてのグルタミン投与を推奨する立場をとっています（特に静脈栄養が行われている場合）．しかし，REDOXS 試験の結果も考慮したうえで，ショックや多臓器不全を伴う急性期には投与を控える，0.5 g/kg/day 以上の投与を行わない，としています．

一方，2017 年の Stehle らのメタ分析は，腎不全や肝不全がない重症患者を対象として，グルタミンのジペプチド製剤が用いられた研究のみを対象としています（フリーのグルタミンを加えた製剤を使用した研究は除外）．15 RCT，842 例の critically ill patients を解析していますが，その結果，グルタミン投与群で感染性合併症が有意に少なく（RR 0.70，95％CI 0.60～0.83，p＜0.0001），ICU 滞在期間〔平均値の差（common mean difference：CMD）－1.61 days，95％CI －3.17～－0.05，p＝0.04〕，在院日数（CMD －2.30 days，95％CI －4.14～－0.45，p＝0.01），人工呼吸器装着期間が有意に短くなりました．また，在院死亡率も有意に低かったものの（RR 0.55，95％CI 0.32～0.94，p＝0.03），ICU 死亡率に有意差はありませんでした[8]．

■ **3．メタ分析に関するアンブレラ・レビュー**

最近グルタミン投与の有効性に関するメタ分析のアンブレラ・レビューが報告されました．アンブレラ・レビュー（umbrella review）とは，複数のメタ分析やシステマティックレビューのデータを統合的に分析して，その結果をまとめたもので，いわばメタ分析のメタ分析といえるものです．

McRae は，1980～2016 年に報告された重症患者と外科手術患者を対象とした 22 のメタ分析結果（経腸投与，静脈投与，経腸＋静脈投与を分析したものが含まれている）を検討し，**グルタミン投与は感染性合併症の減少，在院日数の減少に寄与するのではないかと結論づけています**．また，在院死亡を減少させる可能性もあるが，多くのメタ分析では有意差が得られるまでには至っていない，としています．しかし，大多数のメタ分析では有意な heterogeneity が認められており，また約半数で publication bias が認められているので，評価をするうえで，これらを十分に認識すべきであるとしています[9]．

Q 重症患者に対するグルタミン投与は有害でしょうか？

■ **1．REDOXS 試験**

多臓器不全を有する患者を対象とした大規模試験（n＝1,223）で 2013 年に報告されました．経腸＋経静脈的に高用量（30 g＋0.35 g/kg）

のグルタミン投与の有用性が検討されましたが，**予測に反してグルタミン投与群で死亡率が高いという結果が得られ**（28日死亡率が32.4% vs 27.2%，OR 1.28，95%CI 1.00〜1.64，$p=0.049$）[3]，その後のガイドラインの記述に大きな影響を与えることになりました．

しかし，この試験はかなり特殊な設定で行われた試験であることは念頭におく必要があります．すなわち，対象患者は多臓器不全を併発した重症患者であり，そのような患者に1日約50gという極めて高い用量のグルタミンが経静脈，経腸経路の両方から，栄養とは無関係に強制的に投与されています．臓器不全を有する患者がこれらを十分利用できず，むしろ有害にはたらいたということは想像に難くありません．例えばグルコースのように生体に不可欠な栄養素でも同様のことは起こりうることでしょう．耐糖能が悪い重症患者に極めて多量のグルコースを投与すればどうなるか，考えてみればわかることです．後の解析で対象患者のなかに投与前のグルタミン血中濃度が高いものが一定の割合で含まれていることが判明しており，重症度が極めて高い患者ではグルタミンの血中濃度がむしろ高くなる場合があることも明らかとなりました．

■ 2. MetaPlus 試験

2014年に報告されたグルタミンその他を強化した経腸栄養に関する臨床試験です．72時間以上の人工呼吸管理と経腸栄養管理が必要となることが予測されるICU患者を対象に行われました（$n=301$）．高蛋白でさらにグルタミン，ω-3系不飽和脂肪酸，抗酸化物質を豊富に含む経腸栄養剤（high-protein enteral nutrition enriched with the immune-modurating nutrients：IMHP）と高蛋白の標準的経腸栄養剤（standard high-protein enteral nutrition：HP）を比較しました．IMHPは，1,500mL中にアラニルグルタミン23gを含む30gのグルタミンを含有します．その結果，**グルタミンの有用性は示されず，年齢や重症度で補正した6ヵ月死亡率が，IMHP群で有意に高くなりました**〔ハザード比（hazard ratio：HR）1.57, 95%CI 1.03〜2.39，$p=0.04$〕．また，サブグループ解析で内科患者の6ヵ月死亡率がIMHP群で有意に高くなりました（54% vs 35%，$p=0.04$）[10]．

Q 最近のガイドライン記述の変化を教えてください（表1）

成人重症患者における栄養サポートに関するカナダ実地臨床ガイドラインは，REDOXS試験の主研究者であるHeylandが中心となり作成し，ネット上で頻繁に更新が行われているガイドラインです[11]．REDOXS試験の結果が明らかとなる以前の2009年版では「グルタミンの経腸投与は，熱傷患者と外傷患者に勧められる」となっていたのに対して，2013年版では「多臓器不全やショックを伴う患者へのグルタミン投与は

表1 最近のガイドラインの記述の変化

経腸投与				
	SCCM/ASPEN	Canadian	ESPEN	日 本
以前の ガイドライン	2009 年：The addition of enteral glutamine to an EN regimen (not already containing supplemental glutamine) should be considered in burn, trauma, and mixed ICU patients.	2009 年：Enteral glutamine should be considered in burn and trauma patients. There are insufficient data to support the routine use of enteral glutamine in other critically ill patients.	2006 年：Glutamine should be added to a standard enteral formula in burned patients and trauma patients. There are not sufficient data to support glutamine supplementation in surgical or heterogenous critically ill patients.	—
最新の ガイドライン	2016 年：We suggest that supplemental enteral glutamine not be added to an EN regimen routinely in critically ill patients.	2015 年：We recommend that enteral glutamine NOT be used in critically ill patients.	—	2016年：グルタミンを強化した経腸栄養の投与を熱傷と外傷患者で考慮することを弱く推奨する．ショック，多臓器障害を呈する場合はグルタミンを強化した経腸栄養の投与は控えることを強く推奨する．

静脈投与				
	SCCM/ASPEN	Canadian	ESPEN	日 本
以前の ガイドライン	2009 年：When PN is used in the critical care setting, consideration should be given to supplementation with parenteral glutamine.	2009 年：When parenteral nutrition is prescribed to critically ill patients, parenteral supplementation with glutamine, where available, is strongly recommended. There are insufficient data to generate recommendations for intravenous glutamine in critically ill patients receiving enteral nutrition.	2009 年：When PN is indicated in ICU patients the amino acid solution should contain 0.2-0.4 g/kg/day of L-glutamine (e.g. 0.3-0.6 g/kg/day alanyl-glutamine dipeptide).	—
最新の ガイドライン	2016 年：We recommend that parenteral glutamine supplementation not be used routinely in the critical care setting.	2015 年：When parenteral nutrition is prescribed to critically ill patients, we recommend parenteral supplementation with glutamine NOT be used. There are insufficient data on the use of intravenous glutamine in critically ill patients receiving enteral nutrition but given the safety concerns we also recommend intravenous glutamine not be used in enterally fed critically ill patients.	—	—

有害である可能性があり注意が必要」との注意喚起の文言が追加されました．そして，2015 年版では，2014 年の MetaPlus 試験の結果を受けて，安全性重視のスタンスに立って「重症患者にグルタミンを経腸投与しないことを推奨する」に変更となりました．静脈栄養でも，2009 年版で「重症患者に静脈栄養が行われている場合，グルタミンを経静脈的に投与することが強く勧められる」と記載されていましたが，REDOXS 試験の結果を受けた 2013 年版では，「グルタミンを経静脈的に投与することを考慮する」と推奨度が下がりました．そして，2015 年 5 月の最新版においては，メタ分析で在院死亡や在院日数の有意な減少が得られているにもかかわらず，やはり安全性を優先させ，「グルタミンを経静脈的に投与しないことを推奨する」に変わっています．

ESPEN の 2006 年の経腸栄養ガイドライン[12] では，外傷と熱傷患者にグルタミン投与が推奨されています．また 2009 年の静脈栄養ガイドライン[13] では，ICU 患者に静脈栄養が施行される場合，0.2～0.4 mg/kg/day の L グルタミン（例：0.3～0.6 g/kg/day；alanyl–glutamine dipeptide）投与が推奨されています．北米のガイドライン〔米国集中治療医学会（Society of Critical Care Medicine：SCCM）/米国静脈経腸栄養学会（American Society for Parenteral and Enteral Nutrition）ガイドライン〕[14] も，2009 年版は概ね ESPEN と同じスタンスでした．しかし 2016 年の改訂では，経腸投与，静脈投与いずれも「ICU 患者にルーチンにグルタミンを投与すべきではない」に変わっています[15]．

2016 年の日本版重症患者の栄養療法ガイドラインでは，我が国で使用できない静脈投与に関する記載はありませんが，「グルタミンを強化した経腸栄養の投与を熱傷と外傷患者で考慮することを弱く推奨する」，「ショック，多臓器障害を呈する場合はグルタミンを強化した経腸栄養の投与は控えることを強く推奨する」となっています[16]．

おわりに

REDOXS 試験の結果報告以来，グルタミン投与の有害性に注目が集まっています．しかし，REDOXS 試験はかなり特殊な条件下の試験であることを念頭におくべきです．多臓器不全やショックを伴う病態では，グルタミン投与に慎重を期すべきことは論を俟たないと思いますが，このような患者では，そもそもどの程度栄養を投与すべきか（できるか）という問題が先にあるようにも感じます．

以前，敗血症患者に対するアルギニン投与の是非が盛んに議論された時期がありましたが，これは重症度が高い敗血症患者で死亡率が高くなることが特に危惧されたものです．最近のグルタミンに関する臨床試験結果も，やはり多臓器不全があるような非常に重症な患者に対するグルタミン投与に警鐘を鳴らすものでしょう．そもそも背景や重症度の異なる様々な

患者が混在している ICU の患者に，一律にグルタミンを投与（しかも高用量）することは，もともと問題があったようにも思われます．グルタミンの場合，血中濃度が高い，右心不全を伴う，腎不全がある場合，特に有害にはたらくことが示唆されています[17, 18]．

　一方，熱傷や外傷患者，待機手術患者を中心に，グルタミン投与の有効性を示す数多くの報告が以前からあるので，今後は適切な投与量などを含め，よりいっそう病態に則した検討が必要であると考えられます．

[文　献]

1) Windmueller HG, Spaeth AE：Uptake and metabolism of plasma glutamine by the small intestine. J Biol Chem 249：5070-5079, 1974

2) Eagle H, Oyama VI, Levy M et al：The growth response of mammalian cells in tissue culture to L-glutamine and L-glutamic acid. J Biol Chem 218：607-616, 1956

3) Heyland D, Muscedere J, Wischmeyer PE et al：A randomized trial of glutamine and antioxidants in critically ill patients. N Engl J Med 368：1489-1497, 2013

4) van Zanten AR, Dhaliwal R, Garrel D et al：Enteral glutamine supplementation in critically ill patients：a systematic review and meta-analysis. Crit Care 19：294, 2015

5) Lin JJ, Chung XJ, Yang CY et al：A meta-analysis of trials using the intention to treat principle for glutamine supplementation in critically ill patients with burn. Burns 39：565-570, 2013

6) Bollhalder L, Pfeil AM, Tomonaga Y et al：A systematic literature review and meta-analysis of randomized clinical trials of parenteral glutamine supplementation. Clin Nutr 32：213-223, 2013

7) Wischmeyer PE, Dhaliwal R, McCall M et al：Parenteral glutamine supplementation in critical illness：a systematic review. Crit Care 18：R76, 2014

8) Stehle P, Ellger B, Kojic D et al：Glutamine dipeptide-supplemented parenteral nutrition improves the clinical outcomes of critically ill patients：A systematic evaluation of randomised controlled trials. Clin Nutr ESPEN 17：75-85, 2017

9) McRae MP：Therapeutic benefits of glutamine：An umbrella review of meta-analyses. Biomed Rep 6：576-584, 2017

10) van Zanten AR, Sztark F, Kaisers UX et al：High-protein enteral nutrition enriched with immune-modulating nutrients vs standard high-protein enteral nutrition and nosocomial infections in the ICU：a randomized clinical trial. JAMA 312：514-524, 2014

11) http://www.criticalcarenutrition.com

12) Kreymann KG, Berger MM, Deutz NE et al；ESPEN（European Society for Parenteral and Enteral Nutrition）：ESPEN Guidelines on Enteral Nutrition：Intensive care. Clin Nutr 25：210-223, 2006

13) Singer P, Berger MM, Van den Berghe G et al：ESPEN Guidelines on Parenteral Nutrition：intensive care. Clin Nutr 28：387-400, 2009

14) McClave SA, Martindale RG, Vanek VW et al；A.S.P.E.N. Board of Directors；American College of Critical Care Medicine；Society of Critical Care Medicine：Guidelines for the Provision and Assessment of Nutrition Support Therapy in the Adult Critically Ill Patient：Society of Critical Care Medicine（SCCM）and American Society for Parenteral and Enteral Nutrition（A.S.P.E.N.）. JPEN J Parenter Enteral Nutr 33：277-316, 2009

15) McClave SA, Taylor BE, Martindale RG et al；Society of Critical Care Medicine；American Society for Parenteral and Enteral Nutrition：Guidelines for the Provision and Assessment of Nutrition Support Therapy in the Adult Critically Ill Patient：Society of Critical Care Medicine（SCCM）and American Society for Parenteral and Enteral Nutrition（A.S.P.E.N.）. JPEN J Parenter Enteral Nutr 40：159-211, 2016

16) 日本集中治療医学会重症患者の栄養管理ガイドライン作成委員会：日本版重症患者の栄養療法ガイドライン．日集中医誌 23：185-281, 2016

17) Gottschalk A, Wempe C, Goeters C：Glutamine in the ICU：who needs supply? Clin Nutr 32：668-669, 2013

18) Heyland DK, Elke G, Cook D et al；Canadian Critical Care Trials Group：Glutamine and antioxidants in the critically ill patient：a post hoc analysis of a large-scale randomized trial. JPEN J Parenter Enteral Nutr 39：401-409, 2015

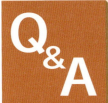

特集 エキスパートに学ぶ栄養管理のすべて

ベーシック編

重症患者への蛋白質の投与量とそのモニタリング

兵庫医科大学病院 救命救急センター　白井邦博

Key words 蛋白異化亢進, 蛋白同化, 炎症, 蛋白質投与量

point

- 蛋白異化亢進の状態では，急性期から蛋白質を投与する必要がある．
- 侵襲後の初期1週間は，総エネルギー投与量は制限しても蛋白質投与量は制限しない．
- 炎症の制御によって，蛋白を異化から同化へシフトする．
- 蛋白質の投与量は，1.2〜2.0g/kg/day を目標とする．

Q 重症患者に対して急性期からの蛋白投与は重要ですか？

A 敗血症や多発外傷，重症熱傷，重症膵炎など重症患者では，侵襲によって炎症性サイトカインや脂質メディエータ，カテコラミン，副腎皮質ホルモンが過剰に分泌されて代謝が亢進し，生体内のエネルギーが急激に消費されます．この際，筋蛋白からアミノ酸が動員され，脂肪組織はグリセロールと遊離脂肪酸に分解されて，肝臓での糖新生によってエネルギー源として用いられます．この糖新生やエネルギー消費量の増大，インスリン抵抗性の増大，筋蛋白の分解を異化亢進とよびます．**蛋白異化亢進**の状態でエネルギーと蛋白質を投与しないと，25〜30g/day の窒素が喪失するため，蛋白質の投与は重要となります．最近，日本版重症患者の栄養ガイドライン[1]が発表されました．このなかで，蛋白質の投与量についても詳しく述べています．

Q 急性期に目標投与エネルギー量をすべて投与するべきですか？

A 侵襲後の初期1週間は，ストレスホルモンやサイトカインによる代謝異化亢進状態のため，内因性エネルギーの供給が主なエネルギー源となります．さらに，消費エネルギー量は患者の免疫応答や侵襲の

程度，治療介入に影響されます．このため，算出された目標エネルギー量を早期にすべて充足すれば，容易に過剰栄養となります．初期1週間の投与エネルギー量について，低容量と目標量を比較した研究のメタ解析[2]では，予後に差はなく，サブ解析で目標量の33〜66％を投与する低容量が，90〜100％よりも予後改善を示しています．ただし，重度の栄養障害や高い低栄養リスクでは，**refeeding 症候群**[*1]に注意して，48〜72時間以内に目標のエネルギー量と蛋白量の80％を投与するよう提案しています[3]．

Q 急性期に投与するエネルギー量と蛋白量の問題点は何ですか？

A 重症化前に，重度の栄養障害や高い低栄養リスクがなければ，初期1週間は低容量の栄養投与が推奨されています．これは，初期1週間ではエネルギー量を制限しても予後は変わらないこと，早期の目標エネルギー量の投与は，糖質過剰による高血糖や血糖値の変動が大きいことが，予後に悪影響を与える考えに基づいています．しかし，ガイドライン[1,3]では，8日目以降に目標エネルギー量に達するよう提案していますが，目標量に達する至適時期のエビデンスはありません．さらに，早期リハビリテーションによる能動的/他動的な運動に見合ったエネルギー量や，栄養素の増量が必要となります．

■ 1．蛋白質投与の制限は予後を悪化させる

これまでの研究やガイドラインでは，初期1週間の総投与エネルギー量を制限するよう推奨していますが，蛋白質を制限することではありません．この時期は，蛋白異化亢進と新たな蛋白合成のため，蛋白質の制限は死亡率を増加させる可能性があります．最近の研究[4]では，重症患者の骨格筋は10日間で約18％が減少し，不全臓器数が増えればその減少は高度になることが示されています．さらに，入院時に骨格筋面積が低い患者は，死亡率を増加させる危険因子とも報告されています[5]．このため，蛋白異化亢進の時期に蛋白質を制限して，**蛋白同化**を低下させてはいけません．

■ 2．炎症の制御が重要（図1）

栄養障害は，炎症に関係ない飢餓状態と炎症を起因とした病態に分類されます．飢餓は，ケトン体や遊離脂肪酸からエネルギーを獲得し，エネルギー消費量を低下させて代謝異化を抑制することで除脂肪体重（lean body mass：LBN）[*2]を維持します．炎症は，サイトカインや脂質メディエータなどの炎症物質による反応が主な病態ですが，敗血症や外傷，熱傷，急性膵炎，脳卒中などの急性炎症と，慢性の呼吸不全や心不全，慢性

*1 長期の重度低栄養は，蛋白異化と糖新生の抑制のため，急激な栄養投与によって糖質やビタミンB₁，リンなどの電解質が血管内から細胞内に移行することで，アシドーシスや致死的不整脈など臓器不全をひき起こす．

*2 体重から脂肪量を引いた筋肉，骨，臓器の重量を示すが，基本的には筋肉量を表している．LBMの30％以上を喪失すると，窒素死に至る危険性がある．

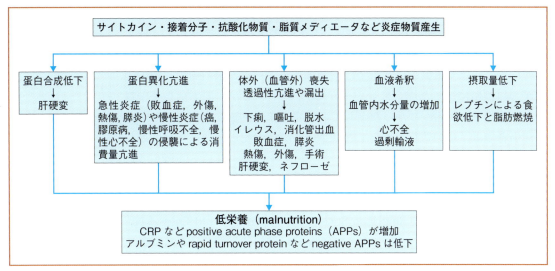

図1 炎症は栄養状態を悪化させる

腎不全，膠原病，癌などの慢性炎症に分けられます．さらに，栄養状態から，飢餓は starvation-related malnutrion，急性炎症は acute disease-related malnutrion，慢性炎症は chronic disease-related malnutrion に分類されます．この栄養状態では，飢餓状態に敗血症を発症したり，慢性腎不全に脳卒中が発症するなど，それぞれが合併して重症化することが多く，炎症に炎症が加わることで侵襲が過剰となり異化亢進状態が高度となります．炎症物質は，体蛋白を分解してアミノ酸を放出し，動員されたアミノ酸は，糖新生だけでなく**急性相蛋白**として利用されます．上昇する正の急性相蛋白としてC反応性蛋白（C-reactive protein：CRP）値が，低下する負の急性相蛋白としてアルブミン値が指標となり，CRP値とアルブミン値は負の相関を示します．さらに，敗血症患者における集中治療室（intensive care unit：ICU）退室時のCRP/アルブミン＞2は，90日死亡率を予測する予後因子であると報告されています[6]．以上より，重症患者の主病態は炎症のため，単に蛋白質の投与を増やすだけでなく，炎症を制御することで正の急性相蛋白を低下させて，負の急性相蛋白を増やし，蛋白同化へシフトさせることが重要です．

Q 蛋白質の投与量はどのように設定するべきですか？

A 蛋白質投与量に関する研究は，多くが観察研究で質の高い検討はありません．4日以上の人工呼吸管理，およびICU滞在期間が12日以上の患者を対象とした研究[7]では，1.2 g/kg/day の目標量の80％以上を達した患者では，60日死亡率が低く，生存退院までの期間短縮が示されています．さらに同じ研究で，nutrition risk in critically ill（NUTRIC）score[*3]≧5 の高い低栄養リスク患者では，蛋白質摂取量が10％増加する

[*3] 重症患者の栄養状態を定量化した指標．年齢，APACHE II スコア，SOFA スコア，併存疾患数，入院から ICU 入室までの期間，IL-6 をそれぞれ点数化し，合計点が6点以上または5点以上（IL-6を含まない）は積極的栄養療法が必要．

ごとに，12日目で60日死亡率が10.1％低下し，生存退院までの期間が9.2％短縮されたと報告しています[8]．人工呼吸患者を対象として，総エネルギー量と蛋白質投与量（≧1.2 g/kg/day）の目標量への達成が，28日死亡率に及ぼす影響の研究[9]では，総エネルギー量と蛋白質投与量の両方が，目標量に達した場合は死亡率が50％低下するが，総エネルギー量のみの達成では影響がなかったとしています．また，重症患者のうち非敗血症患者では，蛋白質投与量≧1.2 g/kg/day が院内死亡率の低下と関連していることが示されています[10]．

　ガイドラインにおいては，欧州静脈経腸栄養学会（European Society for Clinical Nutrition and Metabolism：ESPEN）[11]で1.3～1.5 g/kg/day，米国静脈経腸栄養学会（American Society for Parenteral and Enteral Nutrition：ASPEN）[3]では1.2～2.0 g/kg/day で，熱傷や外傷ではさらに多くなるとしていますが，エビデンスは低く明確ではありません．これらを勘案して，我が国のガイドライン[1]では，窒素バランスを改善させるためには，少なくとも喪失した蛋白量を考慮して，1.2 g/kg/day 以上が必要との概念[12]に基づいて，肥満指数（body mass index：BMI）＜30 未満の患者に対する蛋白質投与量は，1.2～2.0 g/（実測体重）kg/day が必要と提案しました．さらに，重症外傷や広範囲熱傷では，蛋白異化亢進が重症度や熱傷面積に応じて増加するため，前述よりも多くの蛋白質投与が必要です．

Q 蛋白質投与のモニタリングは，どのようにしていますか？

A 蛋白質投与の至適モニタリングはありません．当施設では忍容性〔本誌「急性膵炎」（表2）p129 参照〕を確認し，尿素窒素（blood urea nitrogen：BUN）≦80 mg/dL なら蛋白質を可能なかぎり目標量まで増量しています．また，急性期に効果判定を行う指標もありません．前述したように急性期は，正の急性相蛋白として CRP 値が上昇し，負の急性相蛋白としてアルブミン値が低下します．アルブミン値は半減期が21日程度なので，急性期の指標になりません．また，半減期が短く体内プールが少ない rapid turnover protein（RTP）のトランスサイレチンやトランスフェリン，レチノール結合蛋白も負の急性相蛋白なので，炎症が制御できないかぎり上昇しません．このため，重症患者では急性期の指標ではなく，2～3週間以降の指標として有用の可能性があります．

Q 分枝鎖アミノ酸の投与は有用ですか？

A 分枝鎖アミノ酸（branched-chain amino acids：BCAA）のバリン，ロイシン，イソロイシンは，筋蛋白質中に16％含有する必須アミノ酸ですが，代謝系は分解であり，分枝鎖アミノ酸アミノ基転移酵素と分

枝鎖 α-ケト酸脱水素酵素複合体により触媒されます．そして，バリンとイソロイシンの糖原性アミノ酸は，スクシニル CoA として TCA 回路から糖新生され，ロイシンと一部のイソロイシンは，アセチル CoA として TCA サイクルからケトン体を合成します．この代謝経路は，肝臓ではなく主に筋肉で分解されるため，侵襲期の重要なエネルギー源となります．さらにロイシンは，過剰な侵襲の際に，プロテインキナーゼである mammalian target of rapamycin（mTOR）シグナル経路を活性化することで，蛋白合成の促進，インスリン抵抗性の改善，インスリン非依存性糖輸送担体の増加，酸化ストレスの減少などの効果が報告されています[13]．大規模の研究はありませんが，侵襲期から回復期まで広く効果が期待される栄養素です．最近，BCAA（特にロイシン）を豊富に含有した栄養剤（リハサポート™，ロイシンプラス™，ヘパス™ など）や，ロイシン代謝産物の β-hydroxy-β-methylbutyrate（HMB）とグルタミンやアルギニンを含有した栄養剤（アバンド™）など，栄養補助剤の使用が臨床現場でも増えてきています．

Q 実際はどのように蛋白質投与量を設定していますか？

A 当施設では，診療にあたるすべての医師に栄養マニュアルを配布し，連日のカンファレンスと週 1 回の栄養サポートチーム（nutrition support team：NST）回診で遵守されているか，問題点はないか確認しています．このうち，基本的な蛋白質投与量は 1.0〜1.5 g/kg/day ですが，栄養アセスメントや SOFA スコア，APACHE Ⅱ スコアで重症と判断すれば 1.5〜2.0 g/kg/day としています（表 1）．また，栄養剤 1 剤で目標蛋白質量を充足できない場合は，蛋白質が豊富な栄養補助剤や静注用アミノ酸製剤で補完しています．最近，蛋白質量が 9.2 g/100 kcal の高蛋白質含有の栄養剤が発売され，その臨床効果が期待されます．また，リハビリテーションの進展とともにエネルギー消費量が増加する場合や，経口摂取が開始された後に目標エネルギー量を達しない場合は，経口もしくは経腸で，蛋白質を強化した栄養補助剤を用います．

表 1　当施設の目標蛋白投与量

（1）基本投与量：1.0〜1.5 g/標準体重（kg）/day
（2）・NUTRIC スコア（IL-6 除く）5 点以上，その他の指標（SGA や NRS など）で高度栄養障害
　　　・SOFA スコア≧10，APACHE Ⅱ スコア≧25
　　　上記症例について：1.5〜2.0 g/標準体重（kg）/day
（3）重症熱傷，広範な創部：2.0〜2.5 g/標準体重（kg）/day

IL：interleukin，SGA：subjective global assessment（主観的包括的栄養評価アセスメント），NRS：numerical rating scale（痛みの数値的評価スケール）

［文 献］

1） 小谷穣治, 江木盛時, 海塚安郎 他：日本集中治療医学会重症患者の栄養管理ガイドライン作成委員会：
   日本版重症患者の栄養療法ガイドライン. 日集中医誌 23：185-281, 2016

2） Choi EY, Park DA, Park J et al：Calorie intake of enteral nutrition and clinical outcomes in acutely
   critically ill patients：a meta-analysis of randomized controlled trials. JPEN J Parenter Enteral Nutr 39：
   291-300, 2015

3） McClave SA, Taylor BE, Martindale RG et al；Society of Critical Care Medicine；American Society for
   Parenteral and Enteral Nutrition：Guidelines for the provision and assessment of nutrition support
   therapy in the adult critically ill patient：Society of Critical Care Medicine (SCCM) and American Society
   for Parenteral and Enteral Nutrition (A.S.P.E.N.). JPEN J Parenter Enteral Nutr 40：159-211, 2016

4） Puthucheary ZA, Rawal J, McPhail M et al：Acute skeletal muscle wasting in critical illness. JAMA 310：
   1591-1600, 2013

5） Weijs PJ, Looijaard WG, Dekker IM et al：Low skeletal muscle area is a risk factor for mortality in
   mechanically ventilated critically ill patients. Crit Care 18：R12, 2014

6） Ranzani OT, Zampieri FG, Forte DN et al：C-reactive protein/albumin ratio predicts 90-day mortality of
   septic patients. PLoS One 8：e59321, 2013

7） Nicolo M, Heyland DK, Chittams J et al：Clinical Outcomes Related to Protein Delivery in a Critically Ill
   Population：A Multicenter, Multinational Observation Study. JPEN J Parenter Enteral Nutr 40：45-51,
   2016

8） Compher C, Chittams J, Sammarco T et al：Greater Protein and Energy Intake May Be Associated With
   Improved Mortality in Higher Risk Critically Ill Patients：A Multicenter, Multinational Observational
   Study. Crit Care Med 45：156-163, 2017

9） Weijs PJ, Stapel SN, de Groot SD et al：Optimal protein and energy nutrition decreases mortality in
   mechanically ventilated, critically ill patients：a prospective observational cohort study. JPEN J Parenter
   Enteral Nutr 36：60-68, 2012

10） Weijs PJ, Looijaard WG, Beishuizen A et al：Early high protein intake is associated with low mortality and
   energy overfeeding with high mortality in non-septic mechanically ventilated critically ill patients. Crit
   Care 18：701, 2014

11） Singer P, Berger MM, Van den Berghe G et al：ESPEN Guidelines on Parenteral Nutrition：intensive care.
   Clin Nutr 28：387-400, 2009

12） Larsson J, Lennmarken C, Martensson J et al：Nitrogen requirements in severely injured patients. Br J
   Surg 77：413-416, 1990

13） Mattick JSA, Kamisoglu K, Ierapetritou MG et al：Branched-chain amino acid supplementation：impact
   on signaling and relevanceto critical illness. Wiley Interdiscip Rev Syst Biol Med 5：449-460, 2013

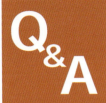

特集 エキスパートに学ぶ栄養管理のすべて
ベーシック編
Q&A 蛋白源としてのペプチドの意義

1) 伊丹市立病院 栄養管理室, 2) 徳島大学大学院医歯薬学研究部 代謝栄養学分野
福永佳容子[1,2], 堤 理恵[2]

Key words ペプチド, 消化態栄養剤, 乳清ペプチド

point
- 窒素源としてのペプチドは, 吸収能に優れ消化吸収能の低下した重症患者に用いやすい.
- ペプチド栄養剤を使用することで, 重症患者における下痢・嘔気嘔吐に加え便秘や腹部膨満に対しても改善効果が認められている.
- ペプチド, 特に乳清ペプチドは生体内利用率が高く, BCAA やシステインなどのアミノ酸含有が多い, 血糖や血圧改善作用などの栄養特性がある.

はじめに

近年急性期領域の栄養管理において, 窒素源としてのペプチドが注目されています. ペプチドとは 2～50 個のアミノ酸がペプチド結合により縮合したものであり, ペプチドを窒素源とした栄養剤を消化態栄養剤 (ペプチド栄養剤) とよびます. ペプチドは低分子で吸収性が高いだけでなく, アミノ酸組成をみても特徴的な機能性を有しており, 侵襲時においての効果が期待されます. 表1に利点をまとめました. 本項では侵襲時の蛋白源としてのペプチドの意義としてのこれらの利点について, 最近のトピックスを交えて述べたいと思います.

表1 ペプチドの利点

- ペプチドは, アミノ酸に比べて速やかに吸収する.
- ペプチドは消化管障害時にも吸収されやすい.
- アミノ酸を窒素源とする成分栄養剤よりもペプチドを窒素源とする栄養剤で浸透圧が低い.
- アミノ酸と比較してペプチドのほうがバランス良く吸収される.

 ペプチド栄養剤とはどのようなものでしょうか?

 流動食の分類の一つに, 窒素源の違いで分けるものがあります (表2). 窒素源により最も大きな違いが生じるのは消化の必要性です.

表2　流動食の分類

	半消化態栄養	消化態栄養	成分栄養
原材料	カゼイン 大豆蛋白	ペプチド	アミノ酸
蛋白源 （窒素源）	蛋白質	ジペプチド トリペプチド オリゴペプチド ポリペプチド	アミノ酸
平均分子量	20,000〜25,000	1,000程度	75〜204
消化	必要	ほとんど不要	不要
流動食由来の チューブ詰まり	生じやすい	生じにくい	生じにくい
脂質	含む	含む	ほとんど 含まない
代表的な製品名	エンシュア®・ラコール®・ アイソカル®	ツインライン®・ ペプタメン®	エレンタール®

　窒素源が蛋白質からなるものを「半消化態栄養剤」といい，消化の過程が必要です．これに対し，窒素源がペプチドからなるものを「消化態栄養剤」，アミノ酸からなるものを「成分栄養剤」といい，これらは消化をほとんど必要としません．このため，消化吸収能が低下した患者にも使用しやすくなります．消化態栄養剤と成分栄養剤の主な違いは，成分栄養剤は脂質をほぼ含まないのに対し，消化態栄養剤は脂質を含むものがあること，成分栄養剤は一般的に浸透圧が高いのに対し，消化態栄養剤では中等度であることが主に挙げられます．このため脂質を必要とし，また消化管症状を生じやすい重症病態での栄養管理では消化態栄養剤が使用しやすいとされています．

Q　なぜペプチドはアミノ酸に比べて吸収が良いのでしょうか？

　ペプチドとアミノ酸の吸収を比較すると，意外にもペプチドのほうが体内に吸収されやすいのです．摂取された蛋白質の主な吸収経路には，消化酵素によってアミノ酸にまで分解されてアミノ酸として小腸から吸収される経路と，ジペプチド・トリペプチドなど低分子ペプチドとして吸収される経路があります（図1）．これまでに，小腸では4種類のアミノ酸輸送体と1種類の低分子ペプチド輸送系が確認されており，この低分子ペプチドの吸収を担うのがPepT1です．PepT1はプロトン共輸送体であり，H^+勾配で駆動される能動輸送でジペプチド，トリペプチドを小腸に取り込みます．1回の輸送回転で複数のアミノ酸を輸送できるPepT1は，単体のアミノ酸輸送体と比較しても，より効率的なアミノ酸吸収機構といえます．これについては鈴木らの報告[1]で，同じアミノ酸量

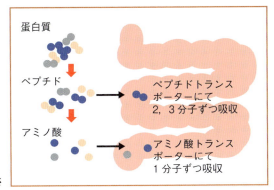

図1　ペプチドの吸収効率の良さ

のグリシン（アミノ酸）とグリシルグリシン（ペプチド）の吸収速度を比較した場合に，ペプチドの吸収ピークは投与後20分であるのに対し，アミノ酸では60分後であったという結果からもわかります．PepT1はジペプチドやトリペプチドの吸収が本来の役割ですが，ペプチドと類似した構造を有した薬物も輸送します．その例は，経口のペニシリン，セフェム系のβラクタム系抗生物質などのペプチド結合をもつ薬剤です．抗ウイルス薬のバラシクロビルやバルガンシクロビルの吸収にもPepT1が関与します．バラシクロビルはアシクロビルをバリンエステル体にしたプロドラッグであり，アシクロビルの吸収率は20％程度ですが，バラシクロビルは70％程度となり，この吸収率の増大がPepT1による膜透過の上昇によって説明されます．

　さらに，こうした違いは組織障害があるときほど顕著で，アミノ酸は侵襲時には著しく吸収が低下するのに対して，ペプチドは小腸障害時にも吸収が保たれます．これは，絶食や抗癌剤投与など腸内環境が増悪したり組織障害が生じるほどPepT1の発現が促進されるためとされています．Iharaらの報告では，ラットを固形食摂取群，10日間のTPN群，2日間の絶食群でPepT1の発現量を比較すると，TPNおよび絶食においてPepT1のmRNA発現が増加することが明らかにされています[2]．

Q ペプチドにはどのような栄養特性があるのでしょうか？

A　蛋白質の栄養評価方法には，その構成アミノ酸組成から求めるアミノ酸スコアおよびケミカルスコア，成長（体重増加量）から求める蛋白効率比（protein efficiency ratio：PER），窒素出納から求める生物価および正味蛋白利用率（net protein utilization：NPU）があります．このうち人体において本当に有効利用されているのかを検討できるものがPER，生物化，NPUです．カゼインと乳清ペプチドの栄養特性を比較しました（図2）．PERは摂取蛋白質あたりの体重増加量を示すもので，摂取蛋白質による体構成成分の生産効率を示します．乳清ペプチドでみると，動物実験で乳清ペプチドを与えた群ではカゼインを与えた群よりも

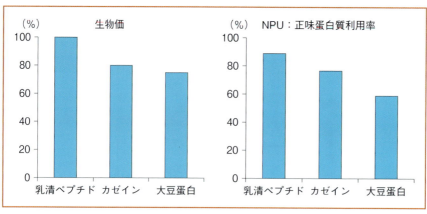

図2 カゼインと乳清ペプチドの栄養特性の比較

PERが高いという報告があります[3]．生物価は，蛋白質吸収後の体内利用率を示す値で体内代謝とより直線的な関係をもつ栄養価として重要です．これについても乳清ペプチドがカゼインよりも有意に優れているとされています．さらに，NPUは，摂取蛋白質が体蛋白質に保持される割合を示し，体構成蛋白質の維持ならびに増加分の合計に対する摂取蛋白質の利用率として評価することを特徴とします．乳清ペプチド摂取群はカゼイン摂取群よりもNPUが高いという動物実験結果があるほか，ヒトにおいても，アスリートに対するサプリメント試験などで報告があります[3,4]．

Q 蛋白源によるペプチドの違いとは，どのようなものでしょうか？

A ペプチドと一言でいってもその蛋白源により性質は異なります．種類としては表3に示すように乳蛋白ペプチド，卵白ペプチド，大豆ペプチド・コラーゲンペプチド，乳清ペプチドが挙げられます．乳清ペプチドの特筆すべき点は，分岐鎖アミノ酸を多く含有すること，生体内利用率が高いことです．一方，コラーゲンペプチドではアミノ酸スコアは0ですが，筋肉量維持に有効であるという報告もあります．栄養剤として比較すると，同じ乳清ペプチドを蛋白源とした栄養剤でも，ペプタメン®シリーズは脂質を含みますが，ペプチーノ®は無脂肪，無残渣です．また，上記2種は食物繊維を含まないのに対して大豆ペプチド・コラーゲンペプチドを蛋白源とするハイネイーゲル®は，食物繊維としてのペクチンの含有量が多いことを特徴とします．

現在，侵襲時に最もよく使用されているのは蛋白源が乳清（ホエー）のものであるため，少し詳細に乳清ペプチドの特徴を述べます．乳清ペプチドは分岐鎖アミノ酸（branched chain amino acid：BCAA）を多く含むことにより，筋肉量を維持しやすくなります．また，BCAAだけでなく，抗酸化能を有するシステインを多く含むことも知られています．実際に他の

表3 蛋白源によるペプチドの違い

商品名	発売元	容量 (mL)	濃度	ペプチド の種類	蛋白質 (g/100kcal)	糖質 (g/100kcal)	脂質 (g/100kcal)	特徴
ツインライン® NF	大塚製薬	400	1	乳蛋白	4.1	14.7	2.8	医薬品. 我が国の消化態栄養剤のなかで最も歴史が古い
ペプチーノ®	テルモ	200	1	乳清	3.6	21.4	0	無脂肪, 無残渣. 3種の味が選べる
ペプタメン® インテンス	ネスレ日本	200	1	乳清	9.2	7.5	3.7	超高蛋白栄養剤. 脂質の40%にMCTを含むほか, カルニチンやEPA/DHAも含む
ペプタメン® AF	ネスレ日本	200	1.5	乳清	6.3	8.8	4.4	魚油を含む免疫修飾栄養剤
ペプタメン® スタンダード	ネスレ日本	200	1.5	乳清	3.5	12.5	4	脂質を含む通常タイプの栄養剤. AFからの移行に用いやすい
ハイネイーゲル®	大塚製薬	375・500	0.8	大豆, コラーゲン	4	15.38	2.2	食物繊維としてペクチンの含有が多い. pHに応じてゲル化

栄養剤と比較しても乳清ペプチドを蛋白源とする栄養剤では抗酸化能が高値でした（unpublished）. ほかに, インスリン分泌を刺激する消化管ホルモンであるグルカゴン様ペプチド-1（GLP-1）の産生を刺激することで食後血糖の改善も知られています. またアンジオテンシン変換酵素（angiotensin converting enzyme：ACE）阻害作用による血圧調節作用も報告されています.

Q ペプチド栄養剤の機能的効果について教えてください

A ペプチド栄養剤の投与効果については, いくつかの論文が報告されています. 中坊らは, ラットにカゼインと, それを酵素分解したペプチドを与えた場合, 胃全摘および75%小腸切除状態での窒素保留量はペプチド摂取群のほうが高く, 術後栄養での窒素源としてペプチドが有効であると報告をしました[5]. また, 当研究室からも, カゼインベースの栄養剤と比較して, ペプチドベースの栄養剤では, 敗血症モデルマウスにおいて炎症を抑制することによる生存率改善効果, 小腸萎縮改善効果などが認められることを報告しています[4]. 小児における検討もあります. 経管栄養管理されている発育障害の小児を対象とした通常栄養剤からペプチド栄養剤の切り替えにおいては, 嘔吐の改善（86%）, 嘔気やむかつきの改善（75%）, 下痢の改善（100%）などの経管栄養に伴う合併症の改善が認められており, 発育促進に有効であることが報告されています[6]. また, ペプチド栄養剤の経腸栄養に伴う合併症の少なさについては, 成人重症患者においても報告があります. Seresらによるパイロット研究によれば, 図3に示すように, カゼインを蛋白源とした従来型栄養剤と比較してペプチド栄養剤の使用は, 下痢を含む消化器症状のほか腹部膨満なども

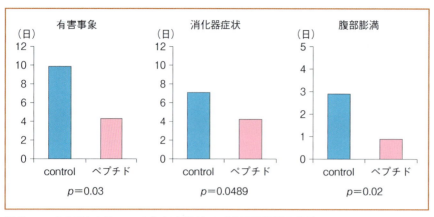

図3　small RCT（pilot study）におけるペプチド栄養剤の効果
(Seres DS et al：Clin Nutr 36(3)：706-709, 2016 より引用)

改善しています[7].

Q ペプチド栄養剤の胃排泄速度と新しい可能性について教えてください

 ペプチド栄養剤の吸収の良さは，胃排泄速度にも影響します．半消化態栄養剤は胃内で胃酸により固形化するため，胃排出に4～6時間を有するとされています．これに対してペプチド栄養剤では胃投与と同時に排出が開始されるため，約100kcal/hrのスピードでの排出が可能です．これによって逆流のリスクが低く，実際我々の行ったラットを用いた実験でも図4に示すような差がみられました．さらに誤嚥性肺炎を対象とした多施設研究においても，経腸栄養剤の増量が半消化態栄養剤と比較してスムーズであり，経腸栄養剤によるトラブルの少なさが裏付けられました（論文投稿中）．

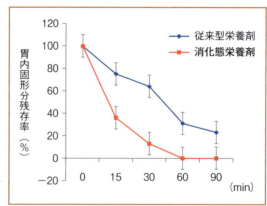

図4　ラットにおけるペプチド栄養剤胃排泄時間の検討

おわりに

 本項では，現在注目されている蛋白源としてのペプチドの意義について触れました．単なる栄養基質としてではなく，機能性を有する蛋白源として重症患者において有効であると期待します．

[文　献]

1) 鈴木誠二，石山晴生，坂田文子 他：アミノ酸およびペプチドトランスポーターの特性から再考する障害消化管における窒素源の理想的投与形態．JJPEN 20：957-965，1998
2) Ihara T, Tsujikawa T, Fujiyama Y et al：Regulation of PepT1 peptide transporter expression in the rat small intestines under malnourished conditions. Digestion 61：59-67, 2000
3) 中埜　拓，島谷雅治，村上雄二 他：乳清タンパク質酵素分解物の窒素利用効率．日本栄養・食糧学会誌 47：203-208，1994
4) Tsutsumi R, Tsutsumi YM：Peptide and proteins in whey and their benefits for human health. Austin J Nutr Food Sci 1：1002, 2014
5) 中坊幸弘，山田かよ子，萩平　博：胃全摘，あるいは75％小腸切除ラットの窒素代謝におよぼす食餌性窒素源形態の影響．日本栄養・食糧学会誌 38：57-62，1985
6) Minor G, Ochoa JB, Storm H et al：Formula switch leads to enteral feeding tolerance improvements in children with development delays. Global Pediatric Health 3：1-6, 2016
7) Seres DS, Ippolito PR：Pilot Study evaluating the efficacy. Tolerance and safety of a peptide-based enteral formula versus a high protein enteral formula in multiple ICU settings (medical, surgical, cardiothoractic). Clin Nutr 36：706-709, 2017

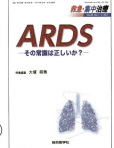

2018年度　年間購読受付中

☞ **Critical Care の総合誌**

救急・集中治療

隔月刊＋臨増号／B5判／本文平均200頁(通常号)／定価(本体5,600円＋税)(通常号)
定価(本体6,500円＋税)(臨増号)

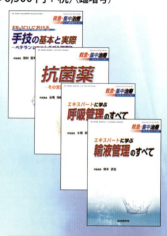

■ 2018年（30巻）の特集予定 ■

号	特集	編
1号	エキスパートに学ぶ 栄養管理のすべて	編：小谷穣治
2号	ER, ICUのための 循環器疾患の見方, 考え方(仮) —エキスパートの診断テクニック—	編：佐藤直樹
3号	エキスパートに学ぶ ショック管理(仮)	編：垣花泰之
臨増号	徹底ガイド DICのすべて2018(仮)	編：丸藤 哲

（以下続刊）

■ 2017年（29巻）の特集 ■

通常号：定価(本体4,600円＋税)
臨増号：定価(本体6,400円＋税)

号	特集	編
1・2号	ARDS —その常識は正しいか？—	編：大塚将秀
3・4号	不整脈 —その常識は正しいか？—	編：里見和浩
5・6号	ショック管理 —ショックと臓器障害連関のメカニズム—	編：垣花泰之
7・8号	抗菌薬 —その常識は正しいか？—	編：志馬伸朗
9・10号	エキスパートに学ぶ 呼吸管理のすべて	編：大塚将秀
11・12号	エキスパートに学ぶ 輸液管理のすべて	編：鈴木武志
臨増号	ER・ICUにおける 手技の基本と実際 —ベテランに学ぶトラブル回避法—	編：西村匡司

● Honorary Editors
天羽敬祐　早川弘一　島崎修次　相馬一亥　山科 章

● Editors
岡元和文　行岡哲男　横田裕行　久志本成樹　大塚将秀　志馬伸朗　松田直之　山本 剛

- Critical Careにたずさわる ICU, 救急, 麻酔, 外科, 内科の医師とコメディカル対象に, 解説と情報を満載！
- 読みやすい「Q&A方式」などを用いて編集し, 隔月で刊行！

2018年度　年間購読料　40,000円(税込)〈通常号6冊＋臨増号1冊〉

■年間購読をお申込の場合 3,308円の割引です.
■直送雑誌の送料は弊社負担. 毎号刊行次第, 確実にお手元に直送いたします.
■本誌のFAX送信書に必要事項をお書き込みのうえ, お申し込み下さい.

総合医学社　〒101-0061　東京都千代田区神田三崎町1-1-4
TEL 03(3219)2920　FAX 03(3219)0410　http://www.sogo-igaku.co.jp

特集 エキスパートに学ぶ栄養管理のすべて

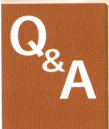

ベーシック編
Prebiotics, probiotics, synbiotics の種類，意義

大阪警察病院 ER・救命救急科　山田知輝（やまだともき）

Key words　prebiotics, probiotics, synbiotics, 腸内細菌叢, 腸内環境, 短鎖脂肪酸, dysbiosis, FMT

point

- 重症集中治療患者において，腸内細菌叢・腸内環境は乱れている（dysbiosis）．
- prebiotics, probiotics, synbiotics 療法は腸内細菌叢や腸内環境を維持することにより，VAPをはじめとする重症病態の合併症を抑える可能性がある．
- prebiotics, probiotics, synbiotics 療法はその使用製剤も様々であり，その評価はまだ定まっていない．

Q 腸内細菌叢とは何ですか？

A 健常なヒトの腸内には約 1,000 菌種，菌数にして 100〜1,000 兆個にのぼる腸内常在菌が腸内細菌叢を形成して生息しています（表1）．腸内細菌叢は様々な疾患に影響し，免疫系，神経系，内分泌系などにも影響し，また，腸内細菌が食物繊維などの基質を発酵することにより腸内で生成される短鎖脂肪酸（主に酪酸，酢酸，プロピオン酸）は，抗炎症作用，腸管バリア機能，消化管ホルモン産生など多彩な機能を発揮することが知られています[1]．

重症病態では正常な腸内細菌叢の 99％以上を占める *Bacteroides*,

表1　代表的な腸内細菌

	腸内細菌 （総細菌数）	糞便 1g 中の細菌数 $10^{10}〜10^{12}$		腸内細菌 （総細菌数）	糞便 1g 中の細菌数 $10^{10}〜10^{12}$
偏性 嫌気性菌	*Clostridium coccoides* group	$10^9〜10^{11}$	通性 嫌気性菌	Enterobacteriaceae	$10^5〜10^9$
	Clostridium leptum subgroup	$10^9〜10^{11}$		*Lactobacillus*	$10^4〜10^8$
	Bacteroides fragilis group	$10^9〜10^{11}$		*Enterococcus*	$10^4〜10^8$
	Bifidobacterium	$10^9〜10^{11}$		*Staphylococcus*	$10^3〜10^5$
	Atopobium cluster	$10^8〜10^{10}$	好気性菌	*Pseudomonas*	$0〜10^4$
	Prevotella	$10^8〜10^{10}$			
	Clostridium perfringens	$0〜10^4$			

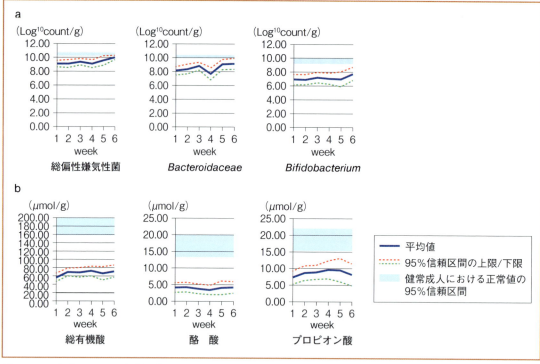

図 1　ICU 患者における腸内細菌叢，便中有機酸の経時変化
a：腸内細菌叢の変化；偏性嫌気性菌
b：便中有機酸の変化
ICU 患者の腸内細菌叢は，偏性嫌気性菌の総数や *Lactbacillus* 数は 5 週目まで，*Bifidobacterium* 数は 6 週目まで低いままであった．
また，短鎖脂肪酸の便中濃度は ICU 在室中の入院時から 6 週目にかけて低いままであった．

(文献 2 より引用)

Clostridium，*Bifidobacterium* などの偏性嫌気性菌（酸素のない状況でのみ生育できる細菌）が減り，合わせて短鎖脂肪酸も減少し，長期間改善しないことが示されています[2]（図 1）．こうした腸内細菌叢，腸内環境が乱れた状態は dysbiosis とよばれます．

prebiotics，probiotics，synbiotics とは何ですか？

　probiotics（プロバイオティクス）とは，「摂取することで有用な作用を示す生菌」であり，*Bifidobacterium* や *Lactobacillus* などからなる生体にとって有益な生きた細菌のことを指します．ビフィズス菌や乳酸菌を含む整腸剤やヨーグルト・飲料により摂取できます．

　prebiotics（プレバイオティクス）は，「大腸の有用菌（probiotics を含む）の増殖を促進し，宿主の健康を増進する難消化性食品成分」と定義されており，主には，オリゴ糖，食物繊維などを指し，これらは規格基準型特定保健用食品として認められています．オリゴ糖は *Bifidobacterium* などの増殖作用を有し，食物繊維は，腸内細菌の活性化，排便量の増加，胆汁酸

の吸着効果等の作用をもちます．

synbiotics（シンバイオティクス）は，生菌である probiotics と，増殖因子である prebiotics を併用する療法のことであり，より強力に腸内環境を整えることができます．

> **Q** 重症集中治療患者への prebiotics, probiotics, synbiotics 療法の効果はありますか？

 それぞれの病態に分けて下記に示します．
ここでは prebiotics, probiotics, synbiotics 療法を総称して probiotics 療法と記します．

■ 1．待機手術

肝移植術や膵頭十二指腸切除術など待機手術での probiotics 療法の効果に関する複数の無作為化比較試験（randomized controlled trial：RCT）をもとに meta-analysis がなされており，術後感染症を減少させることが示されています[3]．

■ 2．外傷

外傷患者に対する probiotics 療法の meta-analysis では，probiotics 療法により院内感染を減らし，集中治療室（intensive care unit：ICU）滞在期間を短縮することができたものの生存率には影響がなかったと報告しています[4]．しかしながら対象研究は患者数の少ないものばかりであることが，この報告の問題点として挙げられます．

■ 3．ICU 患者の人工呼吸器関連肺炎（ventilator-associated pneumonia：VAP）[*1]

ICU で人工呼吸器を装着した患者（疾患は様々）を対象に probiotics を投与し，VAP 発生率を検討した研究は複数みられ，VAP に対する probiotics 療法の効果に関する meta-analysis では，probiotics 群のほうが対照群よりも VAP 発生率が有意に低下していました[5]．こういった報告により，VAP 予防における probiotics 療法は一定の見解が得られているものの，2014 年の probiotics の VAP 防止効果に関する Cochrane Review[6] にて，複数研究で high risk of bias を含んでいること，各々の研究のサンプルサイズが小さいこと，投与 probiotics や研究対象の違い，などから，probiotics 療法は VAP 予防に関連があるものの，その evidence の質は Low であるとされています．

■ 4．急性膵炎

45 例の急性膵炎症例を 2 群に分け行った RCT で，probiotics 療法で感

[*1] 人工呼吸器関連肺炎（ventilator associated pneumonia：VAP）：入院時や気管挿管時に肺炎がなく，気管挿管による人工呼吸管理開始後 48〜72 時間以降に発症する肺炎を指す．

染性膵壊死や膿瘍の合併率低下を認めたという報告があります[7]．その一方で，298人の重症急性膵炎患者を対象としたRCTが行われ，probiotics療法群で，感染合併症に有意差はなかったものの，死亡率が投与群で有意に高かったと報告されました（PROPATRIA研究）[8]．死亡の一因として，投与群において腸管虚血が合併症として多く認められたと述べられています．このPROPATRIA研究は多くの議論をひき起こし，もともとの症例の偏り（probiotics療法群でもともと臓器不全が多いなど）や，研究プロトコールや解析方法の不備なども指摘され，解釈には注意を要しますが，probiotics療法が有害となりうる可能性を示唆した点でインパクトは大きいものでした．

5．抗菌薬使用患者の下痢

probioticsは抗菌薬投与時に腸内細菌叢を保つことによって下痢を防ぐことができると考えられており，全入院患者を対象としているものの，probioticsが抗菌薬投与に関連して起こる下痢〔抗菌薬起因性下痢症（antibiotic-associated diarrhea：AAD）〕[*2]や *Clostridium difficile* 感染症の発生率の低下と関連があることがsystematic reviewsでも示されています[9]．しかしながら，抗菌薬を投与された高齢患者2,941人を対象とした大規模な多施設二重盲検プラセボ対照RCTにおいて，probiotics療法を行ってもAADの発生率や有害事象などは同等であると報告され[10]，probiotics療法のAADにおける改善効果に疑問を生じさせています．

[*2] 抗菌薬投与に関連して起こる下痢（抗菌薬起因性下痢症 antibiotic-associated diarrhea：AAD）はICU患者においてしばしば生じ，経腸栄養の変更を余儀なくされることもあるため重要な問題である．

6．重症集中治療患者一般

重症患者に対するprobiotics療法の効果を検討したSystematic Review[11,12]では，感染合併症，VAPはprobiotics群で有意に減少し，院内死亡率，ICU死亡率，在院日数，ICU在室日数，下痢では有意差を示しませんでした．救急・集中治療領域でのprobiotics療法のRCTは増えつつありますが，RCTの質，対象疾患や重症度，投与製剤の用量・種類によっても効果が異なる可能性が示されており，今後も注意深い検討が必要と考えられます．確固とした結論は出ておらず，各国の急性期栄養療法ガイドラインでも推奨するには至っていません．また，海外での研究では我が国では使用できない製剤が多く，日本国内で一般化できるかも疑わしく，我が国で市販されている製剤での研究結果が蓄積される必要があります．

Q probioticsの種類について教えてください

我が国では医療用医薬品，一般用医薬品それぞれに整腸薬として多くの製剤が販売されています．医療用医薬品を**表2**に，一般用医薬品を**表3**にそれぞれ示します．菌種もその含有量も製剤によって様々であることがわかります．そのうえ，海外にはさらに多くの種類の

表2 probiotics 製剤：医療用医薬品

分　類	小分類	主な製剤	菌　種	1g 中の菌数
乳酸菌	カゼイ菌	ビオラクチス® 散	*Lactobacillus casei*	$1.5×10^9〜2.1×10^{10}$
	ビフィズス菌	ラックビー® 微粒 N	*Bifidobacterium longum* *Bifidobacterium infantis*	$7.0×10^{10}$
	有胞子性乳酸菌	ラックメロン® 散 2%	*Bacillus coagulans*	$5.0×10^9〜1.0×10^{12}$
	ラクトミン	ビオラクト原末	*Streptococcus faecalis*	$1.0×10^9〜1.0×10^{10}$
	ラクトミン＋ 糖化菌	ビオフェルミン® 配合散	*Streptococcus faecalis* *Bacillus subtilis*	$1.0×10^8$ $1.0×10^8$
酪酸菌	酪酸菌	ミヤ BM® 細粒	*Clostridium butyricum*	$1.0×10^7〜1.0×10^8$
配合剤	ビフィズス菌＋ ラクトミン	ビオスミン® 配合散	*Bifidobacterium bifidum* *Streptococcus faecalis*	$1.0×10^8$ $1.0×10^8$
	ラクトミン＋ 酪酸菌＋糖化菌	ビオスリー® 配合散	*Streptococcus faecalis* *Clostridium butyricum* *Bacills mesentericus*	$2.0×10^8$ $5.0×10^7$ $5.0×10^7$
耐性 乳酸菌		エンテロノン® R 散	*Streptococcus faecalis* BIO-4R	$1.0×10^6〜1.0×10^9$
		ビオフェルミン® R 散	*Streptococcus faecalis*（129BIO3B-R)	$1.0×10^8$

probiotics 製剤が存在しています.

　probiotics の作用機序としては，①腸内細菌叢バランスの改善作用，②腸管上皮を介した免疫機能修飾（調節）作用，③probiotics の代謝機能による作用，が複雑に関連し合うと考えられています[1, 13]. これら整腸剤の使い分けのエビデンスは確立されていませんが，菌種で消化管部位に対する親和性や抗菌薬に対する耐性の有無などに違いがあり，これらの特徴に応じて使い分けられます. ビフィズス菌（*Bifidobacterium*）は偏性嫌気性菌であり，小腸下部から大腸にかけて増殖し，乳酸および酢酸を主に産生し有害菌増殖抑制作用，腸管運動促進作用があるとされてます. 乳酸菌（*Lactobacillus*）は通性嫌気性菌であり，小腸から大腸にかけて増殖し，増殖性ならびに乳酸生成能が高く，有害菌の発育を阻止することにより，腸の粘膜を保護します. 酪酸菌（*Clostridium butyricum*）は偏性嫌気性菌であり，芽胞を形成し，酪酸の産生能が高く，大腸で増殖する性質を有します. 糖化菌（*Bacillus*）は偏性好気性菌であり，芽胞を形成し，小腸上部より増殖を始め，乳酸菌の増殖促進作用があります. 酪酸菌や乳酸菌を糖化菌と同時に培養すると，それぞれ単独で培養したときに比べ，菌数が10倍以上増加することから共生作用が確認されており，合剤使用も妥当であると考えられます[14]. 耐性乳酸菌は，抗菌薬投与時においても腸管内でよく繁殖し，腸内細菌叢の乱れを防ぎ，胃腸障害を改善します. また，病原性細菌に対する拮抗作用もあるとされます.

表 3　probiotics 製剤：一般用医薬品

分　類	主な製剤	菌　種	1 日分の内容量
耐性乳酸菌	新グロスキュー整腸薬	ビフィズス菌末 フェーカリス菌末 アシドフィルス菌末	15mg 12mg 12mg
ビフィズス菌	ビオフェルミン® VC	ビフィズス菌 ラクトミン	18mg 18mg
	ポポン® VL 整腸薬	ビフィズス菌 ガッセリ菌 アシドフィルス菌	45mg 22.5mg 22.5mg
	ヤクルト BL 整腸薬	ビフィズス菌 カゼイ菌	150mg 150mg
	わかもと整腸薬	ビフィズス菌 ラクトミン	72mg 36mg
	太田胃散整腸薬	ビフィズス菌 ラクトミン（ガッセリ菌） 酪酸菌	30mg 30mg 90mg
	新ビオフェルミン® S 細粒	コンク・ビフィズス菌末 コンク・フェーカリス菌末 コンク・アシドフィルス菌末	18mg 18mg 18mg
	新ラクトーン A	ビフィズス菌 ラクトミン（フェーカリス菌） ラクトミン（アシドフィルス菌）	40mg 40mg 40mg
有胞子性乳酸菌	パンラクミン® プラス	有胞子性乳酸菌（ラクボン原末）	30mg
酪酸菌	フェカルミンゴールド錠	酪酸菌末 ラクトミン（乳酸菌） ビフィズス菌 納豆菌末	50mg 30mg 12mg 10mg
	強ミヤリサン®	宮入菌（酪酸菌）末	270mg
ラクトミン	ガスピタン® a	ラクトミン（フェーカリス菌） ラクトミン（アシドフィルス菌） ビフィズス菌	24mg 54mg 24mg
	ラッパ整腸薬 BF®	ラクトミン（フェーカリス菌・アシドフィルス菌） ビフィズス菌	18mg 24mg
その他	アクティビオ	糖化菌 酪酸菌 ラクトミン（乳酸菌）	150mg 150mg 30mg
	アペテート® 整腸薬 NA	ビオナットミン コンクビオゼニン ビフィズス菌	100mg 100mg 12mg
	イストロン® 整腸錠プラス	ビオナットミン コンクビオゼニン ラクトミン ビフィズス菌	100mg 100mg 20mg 12mg
	ビオスリー® H	ラクトミン（乳酸菌） 酪酸菌 糖化菌	30mg 150mg 150mg
	フェカルミンスリー E 顆粒	納豆菌末 乳酸菌末 酪酸菌末	50mg 100mg 200mg
	ファスコン® 整腸錠プラス	ビオナットミン コンクビオゼニン ラクトミン ビフィズス菌	100mg 100mg 20mg 12mg
	ラクティブプラス® NA	ビオナットミン コンクビオゼニン ビフィズス菌	100mg 100mg 12mg

Q prebioticsの種類について教えてください

主なprebioticsを**表4**に示します．prebioticsは胃や小腸ではほとんど消化吸収されずに大腸に達し，腸内細菌によって炭素源として利用され，最終的には短鎖脂肪酸に代謝されます．短鎖脂肪酸（主に酪酸，酢酸，プロピオン酸）は，ヒトの大腸内において多彩な作用を発揮し，大腸内の有機酸濃度を変化させ，pHを低下させるなど腸内環境を変化させます．これによって*Bifidobacterium*などの有用細菌が増加し，一部の*Clostridium*属などの有害細菌が減少することが示されています．特に，短鎖脂肪酸の一つである酪酸は，抗炎症作用のみならず，腸管バリア機能，消化管ホルモン産生等において重要な役割をもつことが報告されています[15]．また，prebioticsは腸の蠕動運動を促進する作用や便性状の改善などの効果も有します．

さらには，フラクトオリゴ糖，ガラクトオリゴ糖はミネラル吸収促進作用や，大腸内腐敗産物（インドール，スカトール，フェノールなど）の産生抑制，血清脂質改善，肝機能低下の症状改善，免疫グロブリンA（immunoglobulin A：IgA）産生亢進などの生理機能が報告されています．

表4 主なprebiotics

	一般的名称	原　料
オリゴ糖	フラクトオリゴ糖*	ショ糖
	ラクチュロース	乳糖
	ガラクトオリゴ糖*	乳糖
	大豆オリゴ糖*	大豆
	ラフィノース	テンサイ
	ラクトスクロース*（乳果オリゴ糖）	乳糖・ショ糖
	イソマルトオリゴ糖*	デンプン
	キシロオリゴ糖*	コーン穂軸
	イヌロオリゴ糖（オリゴフラクトース）	イヌリン
食物繊維	難消化性デキストリン*	
	ポリデキストロース*	
	グアーガム分解物*	

＊：特定保健用食品（規格基準型）　　　　　　　　　　　　　　　（文献1より引用）

synbiotics 療法により腸内細菌叢・腸内環境の変化は生じますか？

動物実験にて *Bifidobacterium* とガラクトオリゴ糖を投与したところ，*Bifidobacterium* による有機酸の産生亢進と腸管内 pH の低下がみられ，かつ腸管リンパ節や脾臓へのバクテリアルトランスロケーションが有意に少なくなること[16]や MRSA の感染症を減少させること[17]が示されています．

大阪大学では重症患者に対する synbiotics 療法により腸内細菌叢・腸内環境の変化は生じるかを検討してきました．まず，後ろ向きではありますが，ICU 患者 55 人（敗血症 34 人，外傷 15 人，熱傷 6 人）を synbiotics 投与群と非投与群に分け，腸内細菌叢，便中有機酸，便中 pH を評価しました．synbiotics としてはヤクルト BL 整腸薬（*Bifidobacterium breve* ＋ *Lactobacillus casei*）とガラクトオリゴ糖を投与しました．その結果，synbiotics 投与群では非投与群に比べ，便中の *Bifidobacterium*，*Lactobacillus* が高く維持され，短鎖脂肪酸である便中の酢酸，酪酸値を保つことが可能であり（図2），かつ，感染合併症を減少させました[18]．

さらに RCT として，人工呼吸器管理を要する敗血症患者 22 人を無作為に synbiotics 投与群と非投与群に分け，前述と同じ製剤を投与し，入院から 1 週ごとに便中の腸内細菌数および有機酸量を測定しました．その結果，腸内総細菌数，*Clostridium coccoides*，*Bifidobacterium*，*Lactobacillus*，酢酸，酪酸が synbiotics 投与群で高く保たれました[19]．

以上より，疾病により乱れた腸内細菌叢，腸内環境を synbiotics 療法に

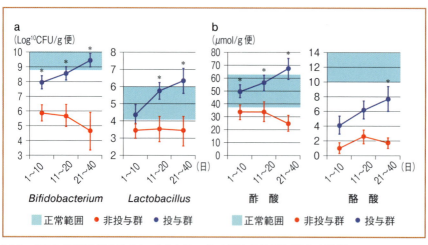

図2 SIRS 患者に対するシンバイオティクス療法の効果に関する検討
a：腸内細菌叢〜*Bifidobacterium* と *Lactobacillus* の推移
b：短鎖脂肪酸〜酢酸と酪酸の推移
シンバイオティクス投与群では非投与群に比べ，便中の *Bifidobacterium*，*Lactobacillus* が高く維持され，便中の酢酸，酪酸値を保つことが可能であった．
（＊$p<0.05$ 非投与群 vs 投与群；Data as mean±SE） （文献 18 より引用）

て改善させることができ，病勢の改善に寄与する可能性があると考えられます．

Q prebiotics, probiotics, synbiotics療法の今後の展望について教えてください

前述したとおり，まだまだ確固たるエビデンスがなく，特に我が国で市販されている製剤での研究結果が蓄積される必要があります．しかしながら一つの懸念として，敗血症，外傷，熱傷など急性期病態は，既に侵襲・抗菌薬などによって腸内細菌叢が大きく変化しており，通常のprobiotics製剤では崩れた菌叢を立て直すのには菌数が十分でない可能性があります．一方で，dysbiosisの結果として起こる病態の典型であり，かつ最重症といえる，難治性 *Clostridium difficile* 感染症（*Clostridium difficile* Infection：CDI）に対し，**便移植（Fecal microbiota transplantation：FMT）**[*3]を行い90％近い治癒率が得られたとする報告があります[20]．このことから，dysbiosisの状態を根本的に改善するにはFMTが効果的であるかもしれないともいえます．FMTのprobiotics療法に勝る点は，投与される腸内細菌量の増加のみならず，胆汁酸，蛋白質，およびバクテリオファージなどの生物学的生成物も微生物とともに投与され，腸内細菌叢・腸内環境のより強固な修復に寄与する可能性があることです[21]．またFMTをICUでの重症CDI治療に用い良好な成績を収めたとする研究結果も出ており[22]，CDI以外のdysbiosisをきたす重症病態に対する効果に関しても今後の研究結果を待ちたいと思います．

[*3] FMTでは，健常者（ドナー）から得た腸内細菌叢を含む糞便を投与することで，健康状態の多様性を持った腸内細菌叢を復元し，そのことにより疾患を治療することを目標としている．

まとめ

重症集中治療患者へのprebiotics, probiotics, synbiotics療法の効果はまだ不明な点も多く，また菌種やその含有量も製剤によって様々であり，ガイドラインなどで推奨されるには至っていない．しかしながら，重症病態ではdysbiosisをきたすこと，prebiotics, probiotics, synbiotics療法はその改善作用があることは示されており，効果が期待されるところではある．また，重症病態へのFMTの可能性についても今後注目される．

[文 献]

1) 財団法人日本ビフィズス菌センター 編：腸内細菌叢と腸内共生系．"腸内共生系のバイオサイエンス" 丸善出版，pp247-255，2012
2) Yamada T, Shimizu K, Ogura H et al：Rapid and Sustained Long-Term Decrease of Fecal Short-Chain Fatty Acids in Critically Ill Patients With Systemic Inflammatory Response Syndrome. JPEN J Parenter Enteral Nutr 39：569-577, 2015
3) Kinross JM, Markar S, Karthikesalingam A et al：A meta-analysis of probiotic and synbiotic use in elective surgery：does nutrition modulation of the gut microbiome improve clinical outcome? JPEN J

Parenter Enteral Nutr 37：243-253, 2013

4 ） Gu WJ, Deng T, Gong YZ et al：The effects of probiotics in early enteral nutrition on the outcomes of trauma：a meta-analysis of randomized controlled trials. JPEN J Parenter Enteral Nutr 37：310-317, 2013

5 ） Siempos, II, Ntaidou TK, Falagas ME：Impact of the administration of probiotics on the incidence of ventilator-associated pneumonia：a meta-analysis of randomized controlled trials. Crit Care Med 38：954-962, 2010

6 ） Bo L, Li J, Tao T et al：Probiotics for preventing ventilator-associated pneumonia. Cochrane Database of Systematic Rev：CD009066, 2014

7 ） Olah A, Belagyi T, Issekutz A et al：Randomized clinical trial of specific lactobacillus and fibre supplement to early enteral nutrition in patients with acute pancreatitis. Br J Surg 89：1103-1107, 2002

8 ） Besselink MG, van Santvoort HC, Buskens E et al：Probiotic prophylaxis in predicted severe acute pancreatitis：a randomised, double-blind, placebo-controlled trial. Lancet 371：651-659, 2008

9 ） Hempel S, Newberry SJ, Maher AR et al：Probiotics for the prevention and treatment of antibiotic-associated diarrhea：a systematic review and meta-analysis. JAMA 307：1959-1969, 2012

10） Allen SJ, Wareham K, Wang D et al：Lactobacilli and bifidobacteria in the prevention of antibiotic-associated diarrhoea and Clostridium difficile diarrhoea in older inpatients（PLACIDE）：a randomised, double-blind, placebo-controlled, multicentre trial. Lancet 382：1249-1257, 2013

11） Petrof EO, Dhaliwal R, Manzanares W et al：Probiotics in the critically ill：a systematic review of the randomized trial evidence. Crit Care Med 40：3290-3302, 2012

12） Manzanares W, Lemieux M, Langlois PL et al：Probiotic and synbiotic therapy in critical illness：a systematic review and meta-analysis. Crit Care 19：262, 2016

13） Shanahan F：Probiotics in perspective. Gastroenterol 139：1808-1812, 2010

14） 江頭かの子，佐々木　均：整腸剤の使い分け．日本医事新報：67-69，2014

15） 清水健太郎，中堀泰賢，小倉裕司 他：侵襲期における短鎖脂肪酸の重要性．外科と代謝・栄養 44：301-309, 2010

16） Asahara T, Nomoto K, Shimizu K et al：Increased resistance of mice to Salmonella enterica serovar Typhimurium infection by synbiotic administration of Bifidobacteria and transgalactosylated oligosaccharides. J Applied Microbiol 91：985-996, 2001

17） Lkhagvadorj E, Nagata S, Wada M et al：Anti-infectious activity of synbiotics in a novel mouse model of methicillin-resistant Staphylococcus aureus infection. Microbiol Immunol 54：265-275, 2010

18） Shimizu K, Ogura H, Goto M et al：Synbiotics decrease the incidence of septic complications in patients with severe SIRS：a preliminary report. Dig Dis Sci 54：1071-1078, 2009

19） Yamada T, Shimizu K, Ogura H et al：Synbiotics therapy improves gut dysbiosis in severe sepsis patients；a randomized controlled trial. Crit Care Med 42：A1443, 2014

20） van Nood E, Vrieze A, Nieuwdorp M et al：Duodenal infusion of donor feces for recurrent Clostridium difficile. N Engl J Med 368：407-415, 2013

21） van Nood E, Speelman P, Nieuwdorp M et al：Fecal microbiota transplantation：facts and controversies. Curr Opinion Gastroenterol 30：34-39, 2014

22） Han S, Shannahan S, Pellish R：Fecal Microbiota Transplant：Treatment Options for Clostridium difficile Infection in the Intensive Care Unit. J Intensive Care Med 31：577-586, 2016

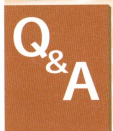

特集 エキスパートに学ぶ栄養管理のすべて

ベーシック編

抗潰瘍薬

広島大学大学院医歯薬保健学研究科 医学分野 救急集中治療医学　志馬伸朗

Key words　消化性潰瘍，消化管出血，危険因子，スクラルファート，ヒスタミン H2 受容体拮抗薬，プロトンポンプ阻害薬

point

- ICU の重症患者では，ストレス潰瘍発生の危険因子を評価する．
- 危険因子には，人工呼吸管理，凝固障害，消化性潰瘍や出血の既往などがある．
- 抗潰瘍薬には，スクラルファート，ヒスタミン H2 受容体拮抗薬，プロトンポンプ阻害薬（PPI）がある．
- PPI が，臨床的な消化管出血予防効果に優れる．
- PPI を含む制酸薬には，人工呼吸器関連肺炎やクロストリジウム・ディフィシル関連腸炎，薬剤関連発熱などの不利益がある．
- PPI の使用が，非使用に比べて消化管出血予防や生命予後などの重要転帰を真に改善させるかは現時点では不明である．
- 経腸栄養患者では，制酸薬は不要かもしれない．

Q 重症患者では，ストレス潰瘍に対する危険性評価を行う必要があるのですか？

A はい，必要です．重症患者では，ストレス潰瘍の危険性が高いです．集中治療室（intensive care unit：ICU）入室後 3 日目には，大多数の患者で内視鏡的に確認できる潰瘍が発生するとの報告があります[1]．そのうち，5％程度に消化管出血をきたし臨床的に問題となります（全体として臨床的に問題となる消化管出血の発生率は 1〜3％とされます）[2]．一方で，消化管出血の原因のうち約半数はストレス潰瘍が原因といわれています[3]．

どのような危険因子があるのですか？

ストレス潰瘍発生の危険因子は古くより議論されてきました．古典的な危険因子には，機械的人工呼吸や凝固障害があり，近年では急性腎傷害や肝不全および不良な全身状態もリスクを高めると報告されています[2〜4]．これまでに報告されているリスク因子を，主要なもの（major risk）と，ある程度重要なもの（minor risk）に分けて表1に示しました．危険リスクの低い患者での出血発生率は極めて低いとの報告があります（発生率0.2％，95％CI：0.02〜0.5）[3]．したがって，まずは危険因子を認識，同定し，これを可及的に回避することが重要ですが，**重症患者管理において介入可能な因子はそう多くないのも事実です**．

表1　ストレス潰瘍の危険因子

major risk	minor risk
◆人工呼吸器管理（48時間以上） ◆凝固障害*1 ◆消化管潰瘍・出血既往（過去1年以内） ・重症熱傷（体表面の35％以上） ・頭部外傷（Glasgow Coma Scale ≦10） ・脊髄損傷 ・薬剤（非ステロイド消炎鎮痛薬・アスピリン・高用量糖質コルチコイド*2） ・3つ以上の併存疾患*3	・敗血症 ・手術（肝部分切除術，肝・腎移植術） ・外傷（Injury Severity Score 16≦） ・腎代替療法の実施 ・多臓器不全 ・慢性肝疾患 ・アルコール乱用 ・*Helicobacter pylori* 感染 ・1週間以上のICU収容 ・6日以上持続する顕性・不顕性出血

◆：特に重要なもの
*1：血小板数＜50,000/mm^3，INR（International normalized ratio）＞1.5，APTT（activated partial thromboplastin time）＞正常の2倍
*2：ヒドロコルチゾン 250 mg/day 相当以上
*3：慢性肺疾患，心筋梗塞既往，慢性心不全，肝硬変・肝不全，慢性腎不全，悪性疾患，免疫不全，凝固障害

 抗潰瘍薬による消化管出血予防は有効ですか？

複数の重症患者診療ガイドラインや診療バンドルでは，ストレス潰瘍の予防が推奨されてきました[5]．特に，危険因子から評価されるストレス潰瘍発生リスクが高い患者を中心に，薬物的な抗潰瘍薬介入により潰瘍発生を予防しようとする試みがなされてきたと思います．

古典的には，胃酸分泌に関与するヒスタミン2受容体の拮抗薬（histamine H2 receptor antagonist：H2RA）と，胃粘膜保護薬であるスクラルファートが用いられてきました．特に，H2RAは静脈内投与が可能なことから，重症患者において投与しやすい利点があります．H2RAは，胃壁細胞の胃酸分泌刺激に関わる受容体のうち，H2受容体の遮断を介してH$^+$-K$^+$-ATPaseポンプの作用を抑制し，胃酸分泌を抑制します[6]．

1998年に行われたCookらによるランダム化比較試験（randomized controlled trial：RCT）では，上記の2薬剤が直接比較され，H2RAがス

クラルファートに比べて臨床的に明らかな消化管出血の発生率を下げるという結果が得られました〔H2RA 群 1.7％ vs スクラルファート群 3.8％（相対リスク［relative risk：RR］0.44［0.21〜0.92］）〕[7].

　その後，プロトンポンプ阻害薬（proton pump inhibitor：PPI）が開発されました．PPI は，胃酸分泌そのものに関わる H^+-K^+-ATPase ポンプに不可逆的に結合することにより，胃酸分泌を阻害します[8].　したがってその阻害効果は，H2RA に比べより強力かつ持続的です．現時点では，**PPI が胃酸分泌抑制効果により優れた薬剤として，広く用いられている**と思います．

H2RA と PPI はどちらが良いのですか？

　消化管出血予防効果は PPI が優れているようです．重症患者を対象として H2RA と PPI を比較した Lin らのメタ解析では[9]，7 つの RCT，936 名の患者が対象となりました．PPI vs H2RA の消化管出血発生リスク差は−0.04［−0.09〜0.01］で有意でなく，不均一性が大きいものでした．また，肺炎発生率や ICU 滞在日数にも差を認めませんでした．2013 年のメタ解析では[10]，14 RCT（n＝1,720）が対象となり，H2RA に比べ PPI 予防投与により消化管出血リスクは有意に軽減しました（RR：0.36［0.21〜0.59］）が，院内肺炎発生率（OR：1.06［0.73〜1.52］）や死亡率には差は認められせんでした（OR：1.01［0.83〜1.24］）．

　その後に行われた RCT で，PPI は H2RA よりも，臨床的に重要な消化管出血や，明らかな消化管出血の発生を有意に軽減するとの結果が得られています[11].　最新のメタ解析では PPI と H2RA を直接比較した 19 RCT（n＝2,117）が解析され，PPI は臨床的に重要な消化管出血（RR：0.39，95％CI：0.21〜0.71）や明らかな消化管出血のリスクを有意に軽減しました（RR：0.48，95％CI：0.34〜0.66）[12].　したがって現時点では，**H2RA に比べ PPI が臨床的に優れた消化管出血予防効果を有する**と考えられます．

　ただし，PPI やスクラルファートは，"ストレス潰瘍の予防"目的での使用が保険診療上承認されていません．また，プロテカジン以外の H2RA は腎排泄のため，腎障害患者での使用に注意を要することも知っておきましょう．

制酸薬の不利益は何ですか？

　制酸薬には相応の不利益があります．胃酸には消化吸収補助，生体防御の生理的役割があり，胃液中酸度の低下は，消化管内細菌叢に影響します．**制酸薬の使用は，人工呼吸器関連肺炎**（ventilator-associated pneumonia：VAP）[13,14]，**クロストリジウム・ディフィシル関連腸炎**

（clostridium-associated diarrhea：CDI）**などの感染症発生リスクを高め
ます**．VAP に関連して，23 の RCT を含む 31 の研究を統合したメタ解析
で[14]，肺炎発生オッズは PPI 使用（調整後 OR：1.27［1.11〜1.46］），
H2RA 使用（調整後 OR：1.22［1.09〜1.36］）であり，ともに有意に高
くなりました．RCT のみを解析すると，H2RA で院内肺炎発生リスクを有
意に高めました（RR：1.22［1.01〜1.48］）．CDI に関して，観察研究を
まとめた 3 件のメタ解析では，PPI 使用により CDI 発生のオッズが有意に
高くなりました（3 研究のオッズ比はそれぞれ 1.69，1.74 および
2.15）[15〜17]．また，心筋虚血，薬剤関連の肝障害，発熱，アレルギーなど
の危険性も伴います．これらの不利益は，潰瘍予防による消化管出血リス
ク軽減の利益と秤にかけられる必要があります[18]．

　ちなみに，胃酸分泌に影響しない**スクラルファートの使用により VAP
発生率が下がる可能性があります**．Huang らによるメタ解析では，上記
の論文を含めた 10 RCT（n＝2,092）が解析され，H2RA に比してスクラ
ルファート群で胃内の細菌定着（OR：2.03［1.29〜3.19］）および肺炎発
生率（OR：1.32［1.07〜1.64］）が有意に低下しました[13]．特に，H2RA
使用では晩期 VAP の発生率が高くなっていました（OR：4.36［2.09〜
9.09］）．

Q 本当に制酸薬は必要なのですか？

　結論はまだ出ていません．いずれかの抗潰瘍薬，特に制酸薬を，プ
ラセボ（あるいは無治療）と比較した際に，消化管出血予防を含め
た重症患者の転帰改善効果が明確でないことが現時点での最大の問題で
す．集中治療患者を対象とした 20 研究（n＝1,971）のシステマティック
レビュー/メタ解析では，多くの研究がバイアスリスクが高く，消化管出
血の予防効果は固定モデルメタ解析では RR：0.44，95％CI：0.28〜0.68
と有意であったものの，TSA（trial sequential analysis，逐次解析：デー
タが乏しい際に精確性を評価する感度分析）では有意差は消失しました
（TSA 調整による 95％CI：0.18〜1.11）．また，死亡率には影響を与えま
せんでした（RR：1.00，95％CI：0.84〜1.20）．このように，**制酸薬が
真に必要か否かという重要な臨床的疑問に答えるエビデンスは量・質とも
に不足しており，答えは出ていません**[19]．

　2016 年に報告された最新の RCT（POP-UP 研究）では，214 名の人工
呼吸患者を対象としてペントプラゾールがプラセボと比較されました[20]．
ペントプラゾール投与は，臨床的に重要な出血，明らかな出血，CDI，
VAP 発生率に影響を与えず，死亡率が悪化する傾向を示しました（ハザー
ド比＝1.68［95％CI：0.97〜2.90］，*p*＝0.06）．この結果は，少なくとも
ルチーンの PPI 投与を支持するものではないといえます．ただし本研究は
小規模研究であり，さらなる追加研究の必要性を示唆しています．

> **Q では現状で，抗潰瘍薬はどのように使用したらよいでしょうか？**

 ICU患者を消化管出血発生リスクにより層別化し，リスクが高い場合にPPIを予防投与することは，現在臨床的に広く受け容れられている実践であると思います．しかし現時点で，抗潰瘍薬によりストレス潰瘍および関連消化管出血リスクを予防可能かどうか，また，どのような場合に予防を考慮するかに関しては，明確な結論を導くことは困難です．さらに，**消化管出血予防の利点は，薬剤関連の害とのバランスにより決定**されなければなりません．

臨床現場では，ルチーンに抗潰瘍薬とりわけ制酸薬を使用するのではなく，少なくとも消化管出血のリスクを適切に評価するとともに，リスクが高い患者や状況に際して，害の危険性を十分に考慮しながら適応を決め種類を選択する必要があるでしょう．ただし，リスク層別化を基に介入選択を行い臨床転帰を評価した報告は今のところありません．

加えて，重症患者において消化性潰瘍/出血リスクを下げる指向も重要でしょう．**薬剤性潰瘍の危険性を高める薬剤（非ステロイド系消炎鎮痛薬，アスピリンなど）や，抗凝固薬の使用に関しては，その適応可否と用量調節を慎重に行う必要があります．早期の人工呼吸器離脱をはかる，血液浄化療法の適用を回避する，早期経腸栄養を考慮する，**なども重要な介入です．なお，Marikらによる17研究（n＝1,836）のメタ解析では，経腸栄養を受けている患者群ではH2RAによる消化管出血発生率は不変で（OR：1.26［0.43〜3.7］），院内肺炎発生率（OR：2.81［1.20〜6.56］），死亡率オッズが増加しました（OR：1.89［1.04〜3.44］）[21]．**経腸栄養患者においては，消化管出血リスクが減少し肺炎リスクが増える可能性があるため，抗潰瘍薬の投与是非に関して特別に考慮する必要があることを示唆**しています．

> **まとめ**
> 重症患者における抗潰瘍薬の使用是非，是とした場合の薬剤選択については，現時点で明確な根拠が不足しています．今後，良くデザインされた大規模RCTにより評価される必要があります．

[文献]

1) Eddleston JM, Pearson RC, Holland J et al：Prospective endoscopic study of stress erosions and ulcers in critically ill adult patients treated with either sucralfate or placebo. Crit Care Med 22：1949-1954, 1994
2) Krag M, Perner A, Wetterslev J et al；SUP-ICU co-authors：Prevalence and outcome of gastrointestinal bleeding and use of acid suppressants in acutely ill adult intensive care patients. Intensive Care Med 41：833-845, 2015
3) Cook DJ, Fuller HD, Guyatt GH et al：Risk factors for gastrointestinal bleeding in critically ill patients.

Canadian Critical Care Trials Group. N Engl J Med 330 : 377-381, 1994

4) MacLaren R, Reynolds PM, Allen RR : Histamine-2 receptor antagonists vs proton pump inhibitors on gastrointestinal tract hemorrhage and infectious complications in the intensive care unit. JAMA Intern Med 174 : 564-574, 2014

5) Rhodes A, Evans LE, Alhazzani W et al : Surviving Sepsis Campaign : International Guidelines for the Management of Sepsis and Septic Shock : 2016. Crit Care Med 45 : 486-552, 2017

6) Plummer MP, Blaser AR, Deane AM : Stress ulceration : prevalence, pathology and association with adverse outcomes. Crit Care 18 : 213, 2014

7) Cook D, Guyatt G, Marshall J et al : A comparison of sucralfate and ranitidine for the prevention of upper gastrointestinal bleeding in patients requiring mechanical ventilation. Canadian Critical Care Trials Group. N Engl J Med 338 : 791-797, 1998

8) Fohl AL, Regal RE : Proton pump inhibitor-associated pneumonia : Not a breath of fresh air after all? World J Gastrointest Pharmacol Ther 2 : 17-26, 2011

9) Lin PC, Chang CH, Hsu PI et al : The efficacy and safety of proton pump inhibitors vs histamine-2 receptor antagonists for stress ulcer bleeding prophylaxis among critical care patients : a meta-analysis. Crit Care Med 38 : 1197-1205, 2010

10) Alhazzani W, Alenezi F, Jaeschke RZ et al : Proton pump inhibitors versus histamine 2 receptor antagonists for stress ulcer prophylaxis in critically ill patients : a systematic review and meta-analysis. Crit Care Med 41 : 693-705, 2013

11) Liu B, Li B, Zhang X et al : A randomized controlled study comparing omeprazole and cimetidine for the prophylaxis of stress-related upper gastrointestinal bleeding in patients with intracerebral hemorrhage. J Neurosurg 118 : 115-120, 2013

12) Alshamsi F, Belley-Cote E, Cook D et al : Efficacy and safety of proton pump inhibitors for stress ulcer prophylaxis in critically ill patients : a systematic review and meta-analysis of randomized trials. Crit Care 20 : 120, 2016

13) Huang J, Cao Y, Liao C et al : Effect of histamine-2-receptor antagonists versus sucralfate on stress ulcer prophylaxis in mechanically ventilated patients : a meta-analysis of 10 randomized controlled trials. Crit Care 14 : R194, 2010

14) Eom CS, Jeon CY, Lim JW et al : Use of acid-suppressive drugs and risk of pneumonia : a systematic review and meta-analysis. CMAJ 183 : 310-319, 2011

15) Janarthanan S, Ditah I, Adler DG et al : Clostridium difficile-associated diarrhea and proton pump inhibitor therapy : a meta-analysis. Am J Gastroenterol 107 : 1001-1010, 2012

16) Kwok CS, Arthur AK, Anibueze CI et al : Risk of Clostridium difficile infection with acid suppressing drugs and antibiotics : meta-analysis. Am J Gastroenterol 107 : 1011-1019, 2012

17) Deshpande A, Pant C, Pasupuleti V et al : Association between proton pump inhibitor therapy and Clostridium difficile infection in a meta-analysis. Clin Gastroenterol Hepatol 10 : 225-233, 2012

18) Krag M, Perner A, Wetterslev J et al : Stress ulcer prophylaxis in the intensive care unit : is it indicated? A topical systematic review. Acta Anaesthesiol Scand 57 : 835-847, 2013

19) Krag M, Perner A, Wetterslev J et al : Stress ulcer prophylaxis versus placebo or no prophylaxis in critically ill patients. A systematic review of randomised clinical trials with meta-analysis and trial sequential analysis. Intensive Care Med 40 : 11-22, 2014

20) Selvanderan SP, Summers MJ, Finnis ME et al : Pantoprazole or Placebo for Stress Ulcer Prophylaxis (POP-UP) : Randomized Double-Blind Exploratory Study. Crit Care Med 44 : 1842-1850, 2016

21) Marik PE, Vasu T, Hirani A et al : Stress ulcer prophylaxis in the new millennium : a systematic review and meta-analysis. Crit Care Med 38 : 2222-2228, 2010

特集 エキスパートに学ぶ栄養管理のすべて

Q&A ベーシック編

東洋医学的アプローチ

新町クリニック 健康管理センター　神應知道（かんおうともみち）

Key words 東洋医学的アプローチ，漢方薬，鍼治療

point

▶ 重症患者に効果が期待できる漢方薬として，六君子湯，大建中湯がある．

▶ 漢方薬のエキス剤を複数使用する場合には，特に副作用に注意を払う必要がある．

Q 重症患者に投与されている漢方薬にはどんなものがありますか？

A 重症患者に効果が期待できる漢方薬としては，以下の2つが挙げられます．いずれも消化管の運動を改善させることが基礎研究で報告されているものです．1つは，六君子湯，もう1つは大建中湯です．

まず，六君子湯には，基礎医学的には，①胃排泄能促進作用[1]，②摂食亢進作用をもつグレリンの分泌促進や分解阻害[2]，③グレリンシグナルの活性化[3] が報告されています．臨床例では，パーキンソン病の食欲改善効果，消化管症状の軽減効果[4]，PPI（proton pump inhibitor）難治性非びらん性胃食道逆流症（nonerosive reflux disease：NERD）の食道運動改善効果[5]，化学療法誘発の吐き気・食欲低下に対する効果[6] が報告されています．これらの効果をふまえ胃残量の多い重症患者に効果が期待されます．

次に，大建中湯には，①5-HT（hydroxytryptamine）$_3$ 受容体，5-HT$_4$ 受容体を介するアセチルコリン遊離促進作用[7〜9]，②モチリン分泌促進作用[10]，③腸管粘膜層受容体刺激作用[11] による消化管運動促進作用が報告されています．臨床例では，健康な米国人に対し，大建中湯 15 g/day 5日間投与群とプラセボ群で上行結腸の排出時間を有意に短縮するという報告[12]，腹部術後イレウス例における再手術率，再発率を低下するという報告[13]，胃全摘術後空腸瘻留置患者の栄養投与時の症状を改善するという報告[14]，妊婦の便秘の改善効果と安全性の報告[15] があります．

作用メカニズムとしては，重症患者に関しても効果が期待されますが，

いずれも重症患者に対する検討ではなく，今後重症患者での研究が報告されることが期待されます．

Q 漢方を使用する際の注意点を教えてください

A 日本東洋医学会から出版されている専門医のための漢方医学テキスト[16] によると，「漢方薬も"薬"である以上，副作用は起こりうるということである」と記載されています．以下，このテキストから漢方薬使用時の注意点を抜粋して紹介します．

重症患者では外来診療よりも頻繁に採血・X線検査を行ったり，モニター監視をしている関係上，外来患者よりも副作用の出現を過度に恐れる必要はないと考えますが，**エキス剤を複数使用する場合に，構成生薬が重複すると総投与量が増えるため副作用が起きやすいことに注意が必要です**．具体的には，①甘草による偽アルドステロン症，②薬剤性間質性肺炎，③皮疹，④肝障害，⑤上部消化管症状が代表的です．

①甘草による偽アルドステロン症

甘草は漢方薬の約7割に使用されているともいわれています．この甘草の主成分はグリチルリチンであり，偽アルドステロン症の副作用は個人差が大きいため，甘草含有の漢方薬投与時は低カリウム血症，高血圧，浮腫の出現の有無に注意を払う必要があります．

②薬剤性間質性肺炎

疫学的には10万人に対して4人（0.004％）ですが死亡例も出ているため，注意が必要な副作用です．呼吸器症状，胸部X線でスリガラス陰影，微細粒状影などが新たに出現したときは薬剤を注視する必要があります．

③皮疹

西洋薬と同じですが，アレルギー症状として発疹，搔痒，じんましんなどの皮膚症状が出現することがあります．

④薬剤性肝障害

漢方薬による肝機能障害の発症頻度は全薬剤性肝障害の0.01～0.05％とされ，服用後1～2週間で発症することが多いといわれています．漢方薬使用時は新たな肝機能障害に注意を払う必要があります．

⑤上部消化管症状

漢方薬のなかの構成生薬で麻黄，地黄，当帰，川芎，石膏，山梔子，酸棗仁，薏苡仁を含む処方を用いるときは，胃部不快感，食欲低下，胃もたれ，胃痛，胸やけ，悪心，嘔吐などの上部消化管症状が生じることがあるので注意が必要です．

Q 重症患者に行われている鍼治療にはどんなものがありますか？

　Pfabらは，Grade Ⅲ・Ⅳのくも膜下出血の動脈瘤術後，脳内出血，頭部外傷という脳外科急性期疾患患者で鎮静され，1日500mL以上の胃残量が2日間続く患者に対し，電気鍼治療群（15名）と薬物治療群（15名）に分け検討した無作為化比較試験（randomized controlled trial：RCT）を報告しています[17]．電気鍼治療群は両側のPC-6[*1]を電気針刺激し，薬物治療群としては，標準治療としてmetoclopramide 10〜20mgを8時間ごとに静注し，効果不十分の際はcisapride 10mgを8時間ごとに静注，erythromycin 500mgを24時間ごとに静注を追加しています．胃残量200mL以下が2日間続いた時点で治療成功とし，6日間介入まで治療を行った結果，患者背景には差はなく，治療5日後の成功率は，電気鍼治療群が80％，薬物治療群60％と有意差がなかったものの，48時間以内に胃残量が200mL以下になった症例は電気鍼治療群47％に対し，薬物投与群20％（$p<0.05$）と有意差を認め，さらに栄養バランス（経腸栄養投与量から胃残量を減じた）は，電気鍼治療群で14名が増加したのに対し，薬物治療群は7名の増加にとどまり（$p=0.014$），有効な経腸栄養投与が行え，さらなる副作用はなかったと報告しています．さらに，2017年には日本から鍼治療と漢方薬の使用により集中治療室（intensive care unit：ICU）に入室した心血管疾患患者のせん妄発症率を比較した研究があります．鍼治療は1日1回GV20[*2]，EX-HN3[*3]，HT7[*4]，LI4[*5]，KI3[*6]に行い，漢方薬としては加味帰脾湯を1日3回服用したという研究です．せん妄の頻度は介入群6.6％に対し，コントロール群37.9％（$p<0.01$）と有意差を認めました[18]．

　症例数も少なくエビデンスとしては不十分ですが，今後期待できる分野と考えます．

[*1] 内関：手の手掌側で手首から2寸（1寸は患者の親指の幅）肩に向かった正中．

[*2] 百会：左右の耳の穴を結んだラインと眉間の中心から頭のてっぺんに向けたラインが頭上で交わるところ．

[*3] 印堂：眉間，眉毛と眉毛の間．

[*4] 神門：手首の横じわの小指側の少しくぼんだところ．

[*5] 合谷：手の甲にある親指と人差し指の骨がぶつかる部分の人差し指の骨の内側．

[*6] 太谿：足関節内果とアキレス腱の間の陥凹部．

[文献]

1) Kido T, Nakai Y, Kase Y et al：Effects of rikkunshi-to, a traditional Japanese medicine, on the delay of gastric emptying induced by N(G)-nitro-L-arginine. J Pharmacol Sci 98：161-167, 2005

2) Sadakane C, Muto S, Nakagawa K et al：10-Gingerol, a component of rikkunshito, improves cisplatin-induced anorexia by inhibiting acylated ghrelin degradation. Biochem Biophys Res Commun 412：506-511, 2011

3) Fujitsuka N, Asakawa A, Uezono Y et al：Potentiation of ghrelin signaling attenuates cancer anorexia-cachexia and prolongs survival. Transl Pshychiatry 1：e23, 2011

4) Yakabi K, Yamaguchi N, Ono S et al：Open Label Trial of the Efficacy and Safety Profile of Rikkunshito used for the Treatment of Gastrointestinal Symptoms in Patients with Parkinson's Disease：A Pilot Study. Curr Ther Res Clin Exp 87：1-8, 2017

5) Odaka T, Yamato S, Yokosuka O：Esophageal Motility and Rikkunshito Treatment for Proton Pump Inhibitor-Refractory Nonerosive Reflux Disease：A Prospective, Uncontrolled, Open-Label Pilot Study Trial. Curr Ther Res Clin Exp 84：37-41, 2017

6） Ohnishi S, Watari H, Kanno M et al：Additive effect of rikkunshito, an herbal medicine, on chemotherapy-induced nausea, vomiting, and anorexia in uterine cervical or corpus cancer patients treated with cisplatin and paclitaxel：results of a randomized phase II study（JORTC KMP-02）. J Gynecol Oncol 28：e44, 2017

7） Shibata C, Sasaki I, Naito H et al：The herbal medicine Dai-Kenchu-Tou stimulates upper gut motility through cholinergic and 5-hydroxytryptamine 3 receptors in conscious dogs. Surgery 126：918-924, 1999

8） Satoh K, Hayakawa T, Kase Y et al：Mechanisms for contractile effect of Dai-kenchu-to in isolated guinea pig ileum. Dig Dis Sci 46：250-256, 2001

9） Fukuda H, Chen C, Mantyh C et al：The herbal medicine, Dai-Kenchu-to, accelerates delayed gastrointestinal transit after the operation in rats. J Surg Res 131：290-295, 2006

10） Nagano T, Itoh H, Takeyama M：Effect of Dai-kenchu-to on levels of 3 brain-gut peptides（motilin, gastrin and somatostatin）in human plasma. Biol Pharm Bull 22：1131-1133, 1999

11） Satoh K, Hashimoto K, Hayakawa T et al：Mechanism of atropine-resistant contraction induced by Dai-kenchu-to in guinea pig ileum. Jpn J Pharmacol 86：32-37, 2001

12） Manabe N, Camilleri M, Rao A et al：Effect of daikenchuto（TU-100）on gastrointestinal and colonic transit in humans. Am J Physiol Gastrointest Liver Physiol 298：G970-G975, 2010

13） Itoh T, Yamakawa J, Mai M et al：The effect of the herbal medicine dai-kenchu-to on post-operative ileus. J Int Med Res 30：428-432, 2002

14） Endo S, Nishida T, Nishikawa K et al：Dai-kenchu-to, a Chinese herbal medicine, improves stasis of patients with total gastrectomy and jejunal pouch interposition. Am J Surg 192：9-13, 2006

15） Tsuda H, Kotani T, Sumigama S et al：Efficacy and safety of daikenchuto（TJ-100）in pregnant women with constipation. Taiwan J Obstet Gynecol 55：26-29, 2016

16） 日本東洋医学会："専門医のための漢方医学テキスト" 南江堂，pp124-131，2009

17） Pfab F, Winhard M, Nowak-Machen M et al：Acupuncture in critically ill patients improves delayed gastric emptying：a randomized controlled trial. Anesth Analg 112：150-155, 2011

18） Matsumoto-Miyazaki J, Ushikoshi H, Miyata S et al：Acupuncture and Traditional Herbal Medicine Therapy Prevent Delirium in Patients with Cardiovascular Disease in Intensive Care Units. Am J Chin Med 45：255-268, 2017

特集 エキスパートに学ぶ栄養管理のすべて

アドバンス編—重症患者の栄養管理をワンランクアップさせるために—

呼吸不全

新町クリニック 健康管理センター かんおうともみち **神應知道**

Key words 呼吸不全，n-3PUFAs，栄養管理プロトコール

point

① 重症患者の栄養管理を開始する際は，まず栄養評価を行う．

② 栄養評価で低栄養状態の際は refeeding 症候群に注意する．

③ 経腸栄養を使用できる症例は経腸栄養を積極的に使用する．

はじめに

日本集中治療医学会から発刊された重症患者の栄養療法ガイドラインによると，呼吸不全に関しては，2 つの CQ が掲載されている[1]．

1 つめは，「ARDS 患者に対して n-3 系脂肪酸（eicosapentaenoic acid：EPA），γ リノレン酸，抗酸化物質を強化した経腸栄養剤使用を考慮するか？」という CQ で，answerとして，「ARDS 患者に関しては n-3 系脂肪酸（EPA），γ リノレン酸，抗酸化物質を強化した経腸栄養剤使用を弱く推奨する」と記載されている．本誌「脂質：n-3PUFAs とMCT の理論とエビデンス」（p47〜55）に記載したが，n-3PUFAs（polyunsaturated fatty acids）を"pharmaco nutrient"として投与した研究には効果を認めなかったが，経腸栄養として n-3PUFAs が投与されると効果が示された結果になっていた．いくつかの無作為化比較試験 randomized controlled trial：RCT）で有効性がみられた一方で，これらの

論文の多くは対照群の経腸栄養が一般的に集中治療室（intensive care unit：ICU）で使用される経腸栄養とは異なっているということもあり，推奨を一つ落とし弱く推奨するというようになった背景がある．

2 つめは，「急性呼吸促迫症候群（acute respiratory distress syndrome：ARDS）患者に対して炭水化物量を抑えた高脂肪組成経腸栄養剤使用を考慮するか？」という CQ である．この CQ に対する answer としては，「ARDS 患者に関しては炭水化物量を抑えた高脂肪組成栄養剤は使用しないことを弱く推奨する」というものである．ARDS が進行していくと高二酸化炭素血症が生じることがある．このとき，高脂肪組成栄養剤は，既存の経腸栄養剤に比べ，炭水化物含量が少なく脂質含量が多いということから，脂質代謝の呼吸商は低いため動脈血炭酸ガス分圧の上昇を防ぎ，1.5 kcal/mL と高カロリーで水分負荷を回避できるという点で ARDS の管理にメ

救急・集中治療 vol. 30 no. 1 2018 *107*

リットがあるのではという考え方である．重症患者の栄養療法ガイドライン[1]によると，人工呼吸を要する急性呼吸不全患者20名を対象として高脂肪製剤の効果を評価した古い小規模研究は，人工呼吸時間を約2.5日短縮できたと報告している[2]．しかし，その臨床効果は十分検討されてきたとはいえず，米国ガイドラインでもその使用は推奨されなかった[3]．さらに，炭水化物量を抑えた高脂肪組成栄養剤は，炎症惹起性のω-6系脂肪酸を多く含むことから，これを対象とした比較試験では，害になる可能性が指摘されている[4]．しっかりしたRCTが存在しないことも併せて，ARDS患者に炭水化物量を抑えた高脂肪組成栄養剤は使用しないことを弱く推奨することにしたと解説されている．

これらを重症な呼吸不全であるARDS症例に対し，どのように利用するかを実際の症例を提示し考えてみる．

症例提示

症　例：50歳，女性．1週間前ほどから咳が出現し徐々に増悪，呼吸苦で救急搬送され，sepsis, septic shock, ARDSの診断で入院となった．既往歴には特記するものはなかった．表1，図1に来院時所見および来院時気管挿管後のX線写真を提示する．喀痰のグラム染色では，好中球多数であったが，細菌は認められなかった．非定型の重症肺炎と判断し，MEPM（メロペネム）1g 8時間ごと，PZFX（パズフロキサシン）1,000 mg 12時間ごとで治療を開始した．

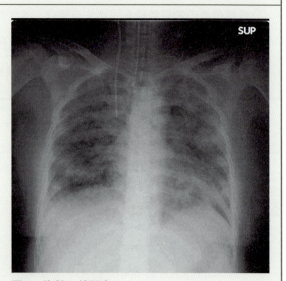

図1　胸部X線写真

表1　来院時所見

バイタルサイン	動脈血液ガス （10L リザーバーマスク）	血算	生化学	
意識：JCS3 RR：32回/min BP：70/58 mmHg HR：123回/min BT：39.3℃	pH：7.309 PO₂：60.2 Torr PCO₂：19.1 Torr HCO₃⁻：12.1 mmol/L BE：-5.4 mmol/L	WBC：18,700/μL RBC：4.15×10⁶/μL Hb：14.8 g/dL Plt：14.6×10⁴/μL	TP：6.1 g/dL T-Bil：0.2 mg/dL AST：46 IU/L ALT：62 IU/L ALP：264 IU/L LDH：549 IU/L BUN：42 mg/dL	Cre：1.28 mg/dL Glu：129 mg/dL Na：141 mmol/L K：3.9 mmol/L Cl：106 mmol/L CRP：32.3 mg/dL LAC：88.8 mg/dL
身体所見			心電図	
眼瞼結膜貧血なし，眼球結膜黄染なし，両側にcrackleを聴取，心雑音なし，腹部異常所見なし その他身体所見に異常なし			洞性頻脈	

Q この患者の栄養管理についてどのように行いますか？

A 筆者の前職の救命救急センターでは，2011年からプロトコールによる重症患者の栄養管理を行っている[5]．プロトコール導入前後で48時間以内の早期経腸栄養が有意に開始（導入前35.4％→導入後53.4％，$p=0.008$）でき，ICU滞在日数（22.6±11.5日→20.8±7.3，$p=0.15$），ICU死亡率（16.5％→8.7％，$p=0.059$）と改善傾向を認めた．図2にプロトコールの全体像を示す．そして，プロトコールを使用した栄養療法に関してのシステマティックレビューでは，プロトコールを使用することで早期経腸栄養が可能になるとされている[6]．

以下，紙数が許すかぎり，栄養管理プロトコールを使用した栄養療法を考えてみたい．

1．栄養管理の除外例の把握

積極的な治療を行わない患者，3日以内に退院可能な患者，最初から食事摂取可能な患者以外には，すべて以下の栄養管理を行う．

2．栄養評価

栄養評価として，ICU入室患者に対しては主観的評価としての主観的包括的アセスメント（subjective global assessment：SGA）[7]，客観的評価として肥満指数（body mass index：BMI），controlling nutrition status（CONUT）スコア[8]で評価を行う．この症例では，表2に示したSGAに関しては，体重の変化はなく，食欲はやや低下していたが，8割ほどは食べられていたようである．消化器症状は認めず，日常生活は直前まで自立していた．極端に筋肉が落ちている部分もなく，浮腫，腹水も認めなかったのでSGAとしては栄養不良はないと考えられた．そして，身長153cm，体重62kgということでBMI＝26.5kg/m^{2}であり，表3に示したCONUTスコアでは，血清アルブミン3.4g/dL，リンパ球数1,460/mL，総コレステロール156mg/dLで合計4点であり，いずれも低栄養は認めなかった．

ここで注意が必要なのは，主観的評価，客観的評価で栄養不良が疑われたときは，以下の方法での積極的な栄養管理を行う際にrefeeding症候群を起こすリスクがあると考えながら栄養療法を行う必要があるということである．

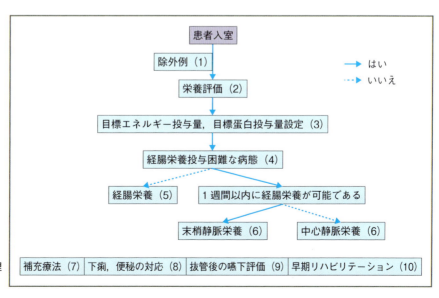

図2 ICU栄養管理プロトコール

表2 主観的包括的アセスメント（SGA）

A. 病歴
1. 体重の変化
過去6ヵ月間の体重減少：＿＿kg　減少率＿＿％
過去2週間の変化　□増加　□変化なし　□減少
2. 普段と比較した食物摂取の変化
□変化なし
□変化あり：期間　＿＿週間　＿＿日間
　　タイプ　□不十分な固形食　□完全液体食
　　　　　　□低カロリー液体食　□絶食
3. 消化管症状（2週間以上継続）
□なし　□吐き気　□嘔吐　□下痢　□食欲不振
4. 身体機能
□機能不全なし
□機能不全あり：期間　＿＿週間　＿＿日間
　　タイプ　□労働に制限あり　□歩行可能　□寝たきり
5. 疾患と栄養必要量の関係
　初期診断：
　代謝要求（ストレス）　□なし　　□軽度
　　　　　　　　　　　　□中等度　□高度

B. 身体計測（各項目を0＝正常，1＋＝軽度，
　　2＋＝中等度，3＋＝高度で評価）
皮下脂肪の減少（三頭筋，胸部）　＿＿＿＿＿
筋肉量の減少（四頭筋，三頭筋）　＿＿＿＿＿
足首の浮腫　＿＿＿＿＿
仙骨部の浮腫　＿＿＿＿＿
腹水　＿＿＿＿＿
C. 主観的包括的アセスメント総合評価
□A＝栄養状態良好
□B＝中等度の栄養不良または栄養不良の疑い
□C＝高度の栄養不良

（文献7より引用して著者和訳）

表3 CONUTスコア

パラメータ	正　常	軽　度	中等度	重　度
アルブミン（g/dL）	≧3.50	3.00〜3.49	2.50〜2.99	＜2.50
スコア①	0	2	4	6
総リンパ球数（/mL）	≧1,600	1,200〜1,599	800〜1,199	＜800
スコア②	0	1	2	3
総コレステロール（mg/dL）	≧180	140〜179	100〜139	＜100
スコア③	0	1	2	3
CONUTスコア ①＋②＋③	0〜1	2〜4	5〜8	9〜12

（文献8より引用して著者和訳）

■ 3. 目標投与量，目標蛋白投与量の設定

次に考えるべきことは，目標投与量，目標蛋白投与量の設定である．まず，目標エネルギー投与量としては以下の3つ，①間接熱量計による測定[9]，②簡易式[10〜12]，③推算式（Harris-Benedictの式など）による計算[13]が報告されている．本症例では吸入酸素濃度が70％であり，①の間接熱量測定によるエネルギー消費量が測定できなかったため，入院時は②の簡易式による25kcal/kg/day（＝1,550kcal/day），1週目以降は30kcal/kg/day（＝1,860kcal/day）を目標投与エネルギーと設定した．③に関しては，重症病態では過剰栄養になるということもあり，積極的には使用していない現状がある．

次に目標蛋白投与量としては，2016年に更新された米国集中治療医学会（Society of Critical Care Medicine：SCCM）と米国静脈経腸栄養学会（American Society for Parenteral and Enteral Nutrition：ASPEN）より合

同で発表された SCCM/ASPEN 2016 による
もの[11]で，1.2〜2.0 g/kg/day の蛋白投与量
が必要とされていることを考慮し，最低
1.2 g/kg/day（＝74.4 g/day）とした．この
最低量を経腸栄養のみで補おうと考えると困
難なので，グルタミン製剤 0.3 g/kg（≒
18 g/day）の投与を行い蛋白投与量の調整を
した．

■ 4. 経腸栄養投与可能な病態かの確認

　本症例は，直前まで食事を摂取していたこ
と，来院時は循環動態が不安定であったが，
輸液負荷により ICU 入室時には循環動態は
安定したため，経腸栄養投与可能と判断し
た．

■ 5. 経腸栄養

　経腸栄養としては，ガイドラインの推奨ど
おり n-3 系脂肪酸（eicosapentaenoic acid：
EPA）を多量に含んだ脂肪が 55％配合され，
γ リノレン酸，抗酸化物質（β カロテン，ビ
タミン C，ビタミン E，亜鉛，セレン）が強
化された栄養剤（オキシーパ®）を投与する
ことにした．始めは，胃管から 1 回 50 mL
を投与で開始したが，1 缶が 250 mL であり，

投与の無駄が出ないよう翌日には 1 回
125 mL 投与で 1 日 4 回投与（750 kcal，グ
ルタミンを含め蛋白 51.25 g）とし，併せて
1 日 1 回微量元素製剤（ブイクレス®）を 1
本投与した．そして，循環動態が落ち着いて
いる，胃残量が多くない，腹部膨満がない，
排便状況をふまえ，少しずつ経腸栄養を増量
し，3 日目には 1 回 250 mL 投与を 1 日 4
回行うことができ，エネルギー 1,580 kcal/
day，蛋白 80.5 g/day と目標量を満たすこと
が可能であった．その後，胃残量が少ないこ
とを確認し，胃管から feeding tube に変更，
全身管理も落ち着き第 6 病日抜管となった．

　本症例は，原病治療もうまくいき，栄養管
理もスムーズであったが，経腸栄養を増やせ
ないときには静脈栄養を考慮することが必要
となる場合もある．また，SCCM/ASPEN
2016[11]において，血清リンは頻回にモニ
ターし，必要時には適切に補うよう提案され
ているため，定期的な血清リン濃度のチェッ
クで補充が必要なものは補充すること，下
痢，便秘の対応，そして抜管後の嚥下評価，
人工呼吸器管理中からの早期リハビリテー
ションを併用することも重要と考える．

おわりに

　本項では，日本版重症患者の栄養療法ガイ
ドライン病態別における呼吸不全に関して実
際の症例を使用し解説した．読者の皆様の臨
床の参考になれば幸いである．

［文　献］

1）日本集中治療医学会重症患者の栄養管理ガイドライン作成委員会：日本版重症患者の栄養療法ガイドラ
　イン：病態別栄養療法．日集中医誌 24：569-591, 2017

2）al-Saady NM, Blackmore CM, Bennett ED：High fat, low carbohydrate, enteral feeding lowers PaCO₂ and
　reduces the period of ventilation in artificially ventilated patients. Intensive Care Med 15：290-295,
　1989

3）McClave SA, Martindale RG, Vanek VW et al；A.S.P.E.N. Board of Directors；American College of Critical
　Care Medicine；Society of Critical Care Medicine：Guidelines for the Provision and Assessment of
　Nutrition Support Therapy in the Adult Critically Ill Patient：Society of Critical Care Medicine（SCCM）
　and American Society for Parenteral and Enteral Nutrition（A.S.P.E.N.）. JPEN J Parenter Enteral Nutr 33：
　277-316, 2009

4) Zhu D, Zhang Y, Li S et al：Enteral omega-3 fatty acid supplementation in adult patients with acute respiratory distress syndrome：a systematic review of randomized controlled trials with meta-analysis and trial sequential analysis. Intensive Care Med 40：504-512, 2014

5) 神應知道，片岡祐一，花島　資 他：当院救命救急センターICUにおける多職種運用栄養管理プロトコール導入効果の検討．静脈経腸栄養 31：1-8, 2016

6) Lottes Stewart M：Nutrition support protocols and their influence on the delivery of enteral nutrition：a systematic review. Worldviews Evid Based Nurs 11：194-199, 2014

7) Detsky AS, McLaughlin JR, Baker JP et al：What is subjective global assessment of nutritional status? JPEN J Parenter Enteral Nutr 11：8-13, 1987

8) Ignacio de Ulíbarri J, González-Madroño A, de Villar NG et al：CONUT：a tool for controlling nutritional status. First validation in a hospital population. Nutr Hosp 20：38-45, 2005

9) Long CL, Schaffel N, Geiger JW et al：Metabolic response to injury and illness：estimation of energy and protein needs from indirect calorimetry and nitrogen balance. JPEN J Parenter Enteral Nutr 3：452-456, 1979

10) Singer P, Berger MM, Van den Berghe G et al：ESPEN Guidelines on Parenteral Nutrition：intensive care. Clin Nutr 28：387-400, 2009

11) McClave SA, Taylor BE, Martindale RG et al；Society of Critical Care Medicine；American Society of Parenteral and Enteral Nutrition：Guidelines for the Provision and Assessment of Nutrition Support Therapy in the Adult Critically Ill Patient：Society of Critical Care Medicine (SCCM) and American Society for Parenteral and Enteral Nutrition (A.S.P.E.N.). JPEN J Parenter Enteral Nutr 40：159-211, 2016

12) McClave SA, DiBaise JK, Mullin GE et al：ACG Clinical Guideline：Nutrition Therapy in the Adult Hospitalized Patient. Am J Gastroenterol 111：315-334, 2016

13) Harris JA, Benedict FG：A Biometric Study of Human Basal Metabolism. Proc Natl Acad Sci U S A 4：370-373, 1918

特集 エキスパートに学ぶ栄養管理のすべて

アドバンス編—重症患者の栄養管理をワンランクアップさせるために—

急性腎障害

兵庫医科大学病院 救命救急センター　**白井邦博**

Key words　acute kidney injury，蛋白異化亢進，腎代替療法，蛋白投与量

point

▶ AKI 患者では蛋白異化亢進による低栄養状態のため積極的な栄養療法が必要である．

▶ AKI でも基本的には他の疾患と同様に標準経腸栄養剤を投与する．

はじめに

　急性腎障害（acute kidney injury：AKI）は，敗血症や外傷，熱傷などの急性疾患，慢性腎障害や糖尿病などの慢性疾患と基礎疾患を有することが多く，単独の臓器障害として合併することは稀であり，多臓器不全の一不全臓器である．また，重症患者の 30〜40％は

AKI を合併し，集中治療室（intensive care unit：ICU）での AKI 合併例の死亡率は約 30〜60％と高率であり，持続的腎代替療法（continuous renal replacement therapy：CRRT）を要する患者の死亡率は 50％にも達する．このため，AKI を早期に発見し治療を

表 1　KDIGO による AKI の定義と stage

stage	血清クレアチニン	尿量
1	基礎値の 1.5〜1.9 倍 または ≧0.3mg/dL の増加	6〜12 時間で＜0.5mL/kg/hr
2	基礎値の 2.0〜2.9 倍	12 時間以上で＜0.5mL/kg/hr
3	基礎値の 3 倍 または ≧4.0mg/dL または 腎代替療法 または 18 歳未満では eGFR＜35mL/min/1.73m^2 の低下	12 時間以上で＜0.3mL/kg/hr または 12 以上無尿

以上の一つを満たせば AKI と診断．sCr と尿量では重症度の高いほうを採用．
（1）48 時間以内に血清クレアチニン（sCr）値が≧0.3mg/dL
（2）sCr 値が 7 日以内に既知または予想の基準値≧1.5 倍の増加
（3）尿量＜0.5mL/kg/ 時間以下が 6 時間以上持続

（文献 1 より引用）

救急・集中治療　vol. 30　no. 1　2018

1346-0935/18/¥100/頁/JCOPY

行う必要があり，2012 年に Kidney Disease Improving Global Outcomes（KDIGO）[1] が統一した診断基準（表 1）を提唱している．このように，AKI を合併した患者の予後は不良であり，その要因として栄養障害が考えられる．今回，AKI を合併した重症患者の栄養療法について，日本版重症患者の栄養療法ガイドラインの病態別の内容をふまえて解説する．

AKI の栄養評価

AKI 患者は基礎疾患を有する重症病態が多く，入院前や入院時には他の臓器不全を合併した低栄養状態である．低栄養状態と予後には関連があり，42％が入院時より重症の栄養障害を認める[2]．また，心腎疾患や呼吸器疾患，脳血管疾患，膠原病などの慢性炎症性疾患，敗血症や外傷などの急性炎症性疾患に起因しているため，サイトカインや抗酸化物質・脂質メディエータなど炎症物質の産生による代謝異化亢進状態にあり，さらには腎代替療法（renal replacement therapy：RRT）の有無によっても代謝動態は大きく変化する．このため，食事摂取量の減少や lean body mass の低下をひき起こし，体蛋白とエネルギーが枯渇する．この栄養状態を慢性腎臓病では protein-energy wasting（PEW）と称するが，AKI も同様の病態と考えられる．よって，他の重症患者と同様に，入院時に NUTRIC スコアなどの栄養スクリーニングで栄養状態を評価する．

●要点：1）目標エネルギー量は，他の重症患者と同等の栄養量を投与する．
　　　　2）目標蛋白質は，異化亢進の程度や RRT 施行の有無によって異なる．

◆CQ1：急性腎障害に対する栄養投与はどうするか？

A1：標準的な経腸栄養剤を投与し，蛋白およびエネルギーの投与は標準的な ICU 推奨事項に従うことを弱く推奨する．著しい電解質異常を伴う場合は，腎不全用の特殊栄養剤の使用を考慮することを弱く推奨する．腎機能不全がある患者に対して，透析を避けるまたは透析の開始を遅らせる手段として，蛋白投与量を制限してはならない．

◆CQ2：RRT を行っている患者の必要蛋白量はどのように設定するべきか？

A2：RRT 施行中の蛋白投与量は，膜外への蛋白喪失量を勘案した量を投与することを弱く推奨する．糖の投与は，透析液中の糖を考慮する．脂肪は通常どおりに投与する．

CQ1，2 の解説：前述したように，AKI は基礎疾患や栄養障害の重症度，臓器不全数や腎代替療法の有無によって代謝動態は大きく変化する．このため，目標エネルギー量や目標蛋白量は，それぞれの病態によって異なる．連日の RRT 施行中は，非 AKI 患者と同様の栄養剤を投与するが，RRT の導入を遅らせるための目的で，蛋白投与量を制限してはいけない．以下に，AKI におけるエネルギー代謝と，それぞれの栄養素の特徴について述べる．

■ 1．エネルギー代謝と目標エネルギー量の設定（表 2）

敗血症を合併した AKI では，安静時エネルギー消費量が 30％増加するなど，侵襲による代謝亢進状態のためにエネルギー消費量は上昇する．しかし，侵襲の程度や病態，併存疾患の有無，RRT などの治療法や治療経過によって代謝動態は異なるので，正確なエネルギー量の投与は困難である．KDIGO[1] では「最低 20 kcal/kg/day で 25〜30 kcal/kg/

表2 ガイドラインと当施設の目標エネルギー量と蛋白量

	KDIGO[1]	ESPEN[2]	ASPEN[3]	当施設
目標エネルギー量	20～30 kcal/kg/day	20～30 kcal/kg/day＋異化亢進分	標準的なエネルギー量	25～30 kcal/kg/day
目標蛋白量	(1) 異化亢進なし，RRT非施行例 ＝0.8～1.0 g/kg/day (2) RRT施行 ＝1.0～1.5 g/kg/day (3) 高度異化亢進，CRRT ＝最大1.7 g/kg/day	(1) 軽度異化亢進，RRT非施行 ＝0.6～0.8（最大1.0）g/kg/day (2) 中等度異化亢進，RRT施行 ＝1.0～1.5 g/kg/day (3) 高度異化亢進，CRRT ＝最大1.7 g/kg/day	(1) CRRT施行 ＝1.5～2.0（最大2.5）g/kg/day	(1) RRT非施行例 ＝1.0～1.5 g/kg/day (2) RRT施行例 ＝1.5～2.0 g/kg/day ただし，BUN＞80 mg/dLの場合は減量する

day を超えない」，欧州臨床栄養代謝学会（European Society for Clinical Nutrition and Metabolism：ESPEN)[3] では「非蛋白エネルギーで 20～30 kcal/day と異化亢進したエネルギー分を追加」，米国静脈経腸栄養学会（American Society for Parenteral and Enteral Nutrition：ASPEN)[4] では「25～30 kcal/kg/day」と報告している．当施設では，25～30 kcal/kg/day としている．

■ 2. 蛋白とアミノ酸代謝

AKI では，**蛋白異化亢進状態**（1.4±0.5 g/kg/day)[5] に加えて，外傷や敗血症などの急性疾患の侵襲による異化亢進や，RRT による蛋白喪失を考慮する．RRT による喪失とは，小分子量のアミノ酸は容易に除去され，その喪失量は欧米で用いられる浄化量1L あたり 0.2 g（10～15 g/day）で，modality やヘモフィルターのタイプによっては5～

10 g/day の蛋白が喪失する[3]．このため，窒素バランスの改善に 1.5～1.8 g/kg/day の蛋白投与量が必要としている[5]．また，RRT 施行例に 2～2.5 g/kg/day の高蛋白を投与した研究では，窒素バランスの改善と予後との相関，1 g/day あたりの生存率の上昇が示された[6]．以上より蛋白投与量は，RRT 施行時には，KDIGO[1] と ESPEN[3] は 1.0～1.5 g/day で最大 1.7 g/kg/day，ASPEN[4] では最大 2.5 g/kg/day を推奨している．しかし，欧米で報告されている持続的腎代替療法（continuous renal replacement therapy：CRRT）の浄化量（20～25 mL/kg/hr）は，我が国で保険承認されている血液浄化量（15～20L＝50 kg で 12～16 mL/kg/hr）と比較して多いため，蛋白やアミノ酸については実際に使用する条件の膜外への蛋白喪失量を勘案した投与量とする．

●**要点：1) インスリンプロトコールは低血糖に注意して開始する．**

2) 著しい電解質異常の際は腎不全用特殊栄養剤を用いるが，漫然と使用しないようにする．

■ 3. インスリン抵抗性と耐糖能異常

重症患者では，炎症性サイトカイン，ノルアドレナリンやグルココルチコイドなどのストレスホルモンの影響でインスリン抵抗性が

増大する．さらに，骨格筋でのグルコース利用能の低下，蛋白異化亢進，肝や腎での糖新生が亢進する．この影響で，耐糖能障害による高血糖をひき起こす．高血糖は，神経細胞

や内皮細胞などのインスリン非依存性の組織障害，活性酸素素の増加や炎症性カスケードの活性化をひき起こして予後を悪化させる．このため，血糖コントロールは重要であり，intensive insulin therapy による新規の腎障害発症率の低下が報告された[7]．しかし，低血糖の発症リスクが高く，糖尿病では重症病態や周術期での血糖値の下げ過ぎは予後を悪化させる．また，分泌されるインスリンの80％は腎から排泄されるため，AKI での厳格な血糖管理では低血糖を起こしやすい．このため，血糖値 180 mg/dL 以上でインスリンプロトコールを開始することが妥当と考えられる[8]．また，糖尿病患者では，HbA1c＜7％なら 200 mg/dL 以上，HbA1c≧7％なら220 mg/dL 以上でインスリン開始との報告もある[9]．

■ 4. 脂肪の代謝

AKI では，リポ蛋白リパーゼと肝性リパーゼ活性の低下によって，脂質分解と脂質クリアランスが減少し，トリグリセライドは上昇する．我が国の経静脈用脂肪乳剤は，n-6 系脂肪酸が主体のため，網内系機能に影響を及ぼす可能性があり，急性期からの投与は慎重を要する．よって，重症患者に対する脂肪乳剤の投与は，肺炎や敗血症の合併を考慮して，発症から 10 日間以内は控えるべきである[8]．ただし，脂質は RRT からの除去はなく，さらに経腸栄養は n-3 系脂肪酸や中鎖脂肪酸などを含有しているので，目標エネルギー量の 30〜40％と，他の重症患者と同じ割合で投与する．

■ 5. ビタミンや微量元素の補充

AKI では，吸収障害や透析からの喪失によって，ビタミンCやサイアミンなどの水溶性ビタミンが欠乏する．例えば，CRRT 施行中はビタミンCが 600 μmol/day 喪失すると報告され，水溶性ビタミンの十分な補充が必要である．ビタミンAやE，Dの脂溶性ビタミンは低下するが，RRT による除去効率が低いために起こるビタミンAによる脂質異常症や，ビタミンDによる高カルシウム血症などの脂溶性ビタミン過剰症に注意が必要である．

微量元素は主に蛋白と結合しているため，RRT による除去効果については明確ではない．しかし，セレンや亜鉛の欠乏が報告されており，適時補充が必要である．また，AKIでは抗酸化作用は低下するため，ビタミンCやE，A，セレンのモニタリングと補充が必要である．

■ 6. 電解質の異常

AKI は，代謝性アシドーシスや電解質排泄障害によってナトリウムやカリウム，リン，マグネシウム，カルシウムなどが高値となることがある．この場合は，カリウムやリンなど特定の電解質を標準栄養剤より低下させた特殊栄養剤が有益な場合がある．しかし，組成が極端なため容易に低くなることがあり，特に RRT を導入すると除去されて低値を示す．このため，血液検査でモニタリングしながら，漫然と特殊栄養剤を使用しないように注意する．

■ 7. 炎症性物質の誘導

AKI では，炎症物質の過剰産生による代謝亢進を認めるが，炎症による慢性病態はchronic disease-related malnutrion，急性病態は acute disease-related malnutrion とよばれており，慢性病態に敗血症などの急性病態が合併することも多い．このため，炎症による侵襲が過剰となって異化亢進状態がより高度になる．

症例提示：MRSA が原因菌の化膿性脊椎炎による敗血症性ショック

症　例：69 歳，女性.

1）来院時現症と重症度

血圧：73/48 mmHg，脈拍数：132/min，呼吸数：36，GCS（Glasgow Coma Scale）：13，膀胱温：39.4℃，体重：56 kg（標準体重：54.2 kg），身長：157 cm，呼吸不全と急性期 DIC スコア：8 点，循環不全，AKI（KDIGO：stage 3）で SOFA スコア：14 点，NUTRIC スコア：7 点.

2）来院時の血液生化学所見

WBC：12,060/μL，Hb：12.7 g/dL，Plt：$4.2 \times 10^4/\mu$L，PT-INR：2.3，D-dimer：28.32 μg/mL，CRP：44.73 mg/dL，BUN：63 mg/dL，Cr：4.9 mg/dL，Na：134 mEq/L，K：4.3 mEq/L，T-Bil：1.0 mg/dL，GOT：75 IU/L，GPT：96 IU/L，LDH：502 IU/L.

動脈血ガス分析；pH：7.267，PaO$_2$：52.2 mmHg，PaCO$_2$：26.8，BE：-11.3，HCO$_3^-$：13.1 mmol/L，乳酸値：4.8 mmol/L.

3）目標エネルギー量

$$\text{目標エネルギー量} = 54\,\text{kg} \times 25 \sim 30\,\text{kcal}$$
$$= 1{,}350 \sim 1{,}620\,\text{kcal/day}$$

$$\text{目標蛋白量} = 1.5 \sim 2\,\text{g/kg}$$
$$= 1.5 \sim 2\,\text{g} \times 54 = 81 \sim 108\,\text{g/day}$$

4）初期治療

a. **輸液・循環管理**：細胞外液を中心に輸液蘇生とノルアドレナリン：0.25 γ，ヒドロコルチゾン：200 mg 持続静注.

b. **artificial life support**：人工呼吸管理，持続血液濾過透析（条件；血液量：80 mL/min，透析液流量：800 mL/hr，補充液流量：200 mL/hr，濾液流量：1,000 mL/hr，ヘモフィルター：セプザイリス®）.

c. **投与薬剤**：バンコマイシン，DIC 治療薬.

5）初期治療（輸液蘇生後）の輸液

維持輸液：2,000 mL（400 kcal）/day，循環動態（平均血圧：65 mmHg 以上）を安定できたのでノルアドレナリンの減量開始.

6）ノルアドレナリン

0.2 γ まで減量しても循環動態安定，忍容性リスト（表 3）をチェックして経腸栄養をペプタメン®：10 mL（15 kcal）/hr で開始.

7）

循環動態を含めた忍容性リストで問題ないので，10〜20 mL（15〜30 kcaL）/hr/1〜2 day ごとで増量，ノルアドレナリンを減量して終了.

8）

BUN や電解質など忍容性リストを確認して問題ないので，8 日目に目標エネルギー量（1,500 kcal/day）と蛋白量（94.5 g/day）を投与して目標量に達した.

表3 当施設の忍容性リスト

経腸栄養の忍容性リスト

(1) 頻呼吸，血圧上昇または低下，頻脈，体温などバイタルサインは安定か？

(2) 水分の出納バランスはコントロールできているか？

(3) 下痢や嘔吐，腹満，イレウス，下血など消化管合併症は？

(4) 血糖値は目標値にコントロールできているか？

(5) 血算生化学検査で，特に電解質異常や BUN 上昇（80 mg/dL まで許容）はないか？

(6) 時々必要な検査⇒腹部 X 線，腹部超音波（消化管蠕動の有無）では？

経静脈栄養の忍容性とは

(1) 頻呼吸，血圧上昇または低下，頻脈，体温などバイタルサインは安定か？

(2) 水分の出納バランスはコントロールできているか？

(3) 血糖値は目標血糖値でコントロールできているか？

(4) 血算生化学検査で特に電解質異常や BUN 上昇はないか？

(5) 経腸栄養が可能な状態か常にチェックし，可能なら変更する

［文 献］

1）Kellum JA, Lameire N；KDIGO AKI Guideline Work Group：Diagnosis, evaluation, and management of acute kidney injury：a KDIGO summary（Part 1）. Crit Care 17：204, 2013

2）Fiaccadori E, Lombardi M, Leonardi S et al：Prevalence and clinical outcome associated with preexisting malnutrition in acute renal failure：a prospective cohort study. J Am Soc Nephrol 10：581-593, 1999

3）Cano NJ, Aparicio M, Brunori G et al；ESPEN：ESPEN Guidelines on Parenteral Nutrition：adult renal failure. Clin Nutr 28：401-414, 2009

4）McClave SA, Taylor BE, Martindale RG et al；Society of Critical Care Medicine；American Society for Parenteral and Enteral Nutrition：Guidelines for the Provision and Assessment of Nutrition Support Therapy in the Adult Critically Ill Patient：Society of Critical Care Medicine（SCCM）and American Society for Parenteral and Enteral Nutrition（A.S.P.E.N.）. JPEN J Parenter Enteral Nutr 40：159-211, 2016

5）Macias WL, Alaka KJ, Murphy MH et al：Impact of the nutritional regimen on protein catabolism and nitrogen balance in patients with acute renal failure. JPEN J Parenter Enteral Nutr 20：56-62, 1996

6）Scheinkestel CD, Kar L, Marshall K et al：Prospective randomized trial to assess caloric and protein needs of critically Ill, anuric, ventilated patients requiring continuous renal replacement therapy. Nutrition 19：909-916, 2003

7）Van den Berghe G, Wilmer A, Hermans G et al. Intensive insulin therapy in the medical ICU. N Engl J Med 354：449-461, 2006

8）小谷穣治，江木盛時，海塚安郎 他；日本集中治療医学会重症患者の栄養管理ガイドライン作成委員会：日本版重症患者の栄養療法ガイドライン．日集中医誌 23：185-281, 2016

9）Marik PE, Egi M：Treatment thresholds for hyperglycemia in critically ill patients with and without diabetes. Intensive Care Med 40：1049-1051, 2014

特集 エキスパートに学ぶ栄養管理のすべて

アドバンス編─重症患者の栄養管理をワンランクアップさせるために─

肝不全

札幌医科大学医学部 集中治療医学　巽　博臣，赤塚正幸

Key words 慢性肝障害，急性肝不全，分岐鎖アミノ酸（BCAA）

point

▶ 肝不全患者でも，栄養の基本は経腸栄養！！

▶ 「肝不全＝BCAA 強化」の考え方を見直そう！！

▶ 病態や病期で栄養の内容を変更する！！

はじめに

　肝不全に該当する重症病態は病態や病期により，肝硬変など慢性肝疾患の重症病態としての**慢性肝障害**と，**劇症肝炎**や肝移植待機中などの重症病態としての**急性肝不全**とに大別される．この項では，肝不全に対する栄養療法について概説する．

肝不全患者における栄養アセスメント

●要点：1）肝不全患者では，一般的な栄養アセスメント法での栄養評価は困難である．
　　　　2）低蛋白血症の原因は栄養摂取不足だけでなく，蛋白合成能の低下，蛋白産生プロフィールの変化，血管透過性亢進，持続的腎代替療法など様々な要因が挙げられる．
　　　　3）肝不全患者でも，十分な蛋白質投与が必要である．

　一般的な患者では主観的包括的栄養評価（subjective global assessment：SGA）や客観的栄養評価（objective data assessment：ODA）などで栄養アセスメントを行うが，肝不全患者ではこれらの評価法による栄養評価は不正確になるため，使用できない．慢性肝障害や肝移植待機患者では慢性的な栄養障害のため，低アルブミン血症，腹水貯留や浮腫，それに伴う血管内脱水を生じているため不正確となる．劇症肝炎など急性肝不全では，急激な蛋白合成能の低下に加え，高度の炎症に伴う蛋白産生プロフィールの変化，すなわちアルブミン合成の低下と CRP 産生の増加が生じ，さらには血管透過性亢進に伴う血管外への蛋白漏出など複合的な要因により，低蛋白/低栄養状態となっている．急性肝不全に伴って急性腎障害，肝腎症候群などを生じた際には**持続的腎代替療法**（continuous renal replacement therapy：CRRT） が行われるが，病因物質とともにアミノ酸も大量に除去される．急性腎障害を伴う場合，蛋白投与量は 1.2～2.0 g/kg/day，CRRT 施行中は除去されるアミノ酸量を考慮して最大2.5 g/kg/day と各ガイドラインに記載されている[1,2]．肝移植前からの高度の栄養不良は，移植後の合併症発生率の増加や生存率の低下につながるとされている．このように，慢性肝障害や急性肝不全患者の必要エネルギー量は多様であり，これを単純に推定することには限界があるため，間接熱量計を用いて決定するのが望ましい[3~7]．

慢性肝障害患者

●要点：1）慢性肝障害患者では，積極的な経腸栄養の選択により，肝障害の悪化や合併症の発症を防ぐことができる．
　　　 2）治療抵抗性の肝性脳症を伴う場合を除き，BCAA を強化する必要はない．

■ 1. 栄養投与経路は？

前述したように，慢性肝障害患者や肝移植患者において栄養療法は重要である．また，一般の重症患者と同様に，静脈栄養に比べて経腸栄養で感染症や代謝性合併症の発生を減少させることが報告されている．一般的に，糖質の比率の高い静脈栄養を長期間行うことによって肝機能が悪化することが知られているが，慢性肝疾患の患者においても静脈栄養の継続は肝障害の悪化を招き，敗血症や血液凝固異常を生じる．また，長期間の静脈栄養による胆汁うっ滞や胆囊炎の発症も肝障害の進行に大きく影響すると考えられる．したがって，栄養投与経路として積極的に経腸栄養を選択することが肝障害の悪化を防ぎ，ひいては敗血症や凝固障害の発生を軽減することにつながる．

■ 2. 蛋白質制限は必要か？

肝性脳症のリスクを軽減するために蛋白質を制限しているケースにしばしば遭遇する．しかし，慢性肝障害患者では蛋白質の必要量を重症患者と同程度とし，制限するべきではない[3,8]．特に，CRRT 施行中の患者では蛋白質/アミノ酸の喪失を考慮した投与量の設定を心がける必要がある．

■ 3. 経腸栄養剤はどんなものを選ぶか？

肝疾患患者用の薬剤・経腸栄養剤・濃厚流動食には，分岐鎖アミノ酸（branched-chain amino acids：BCAA）が豊富に含まれている．一般的な治療に抵抗性の肝性脳症患者においては，BCAA を強化した経腸栄養剤が通常の栄養剤に比べて昏睡のレベルを改善する可能性が示唆されている[9]．また，長期間のBCAA 顆粒の経口摂取が肝障害の進行を遅らせたり，無病生存期間を延長したりする可能性が示唆されている[10,11]．しかし，肝疾患を伴う重症患者において，BCAA を強化した経腸栄養剤が通常の栄養剤に比べて予後を改善するというエビデンスはない[3,11,12]．したがって，治療抵抗性の肝性脳症を伴わないかぎり，肝障害を伴う重症患者に対して BCAA を強化した経腸栄養剤をルーチンに使用する必要はなく，通常の経腸栄養剤を用いてよいと考えられる．

コラム

慢性肝障害患者では，栄養状態の改善や耐糖能異常の改善を目的とした**夜食療法**（late evening snack：LES）が注目されている．LES用の食品も市販されているが，このような食品にもBCAAが多く含まれている．以前，当院の栄養サポートチーム（nutrition support team：NST）介入患者で，介入時にBCAA顆粒（3包），BCAA強化経腸栄養剤（3袋），LES用食品（2本）を摂取していたことがあった．蛋白質/アミノ酸としてそれぞれ12g，40.5g，8gで，補食だけで約60g摂取していた（一般的な蛋白質必要量は1.0〜1.2g/kg/day）．その患者は病院食（肝臓食）をほぼ全量摂取しており，案の定，尿素窒素が著明に高値であった．BCAAの有効性は限定的であることは前述したとおりであるが，一方で"肝不全用"と謳っている製剤や食品を勧めたくなる心理も理解できる．しかし，良かれと思って勧めたことで合併症を生じてしまっては，元も子もない．何事もほどほどに，という典型例である．

急性肝不全

●要点：1）急性肝不全患者でも経腸栄養を行うべきであるが，腸管蠕動低下に伴う嘔吐や誤嚥に注意する．
  2）劇症肝炎では低血糖を生じることが多いため，血糖値の変動に注意する．
  3）急性肝不全の初期には，高アンモニア血症を回避するためにアミノ酸投与を控えるべきであるが，重篤な病態を離脱した段階ではBCAAの強化が有効となる可能性がある．

劇症肝炎などの急性肝不全の患者に対する栄養療法については，強いエビデンスは確立されていない．

急性肝不全では，炎症反応に伴いエネルギー代謝が亢進する一方で，肝細胞の障害によりエネルギー利用効率が低下する．すなわち，栄養が過剰投与されると肝での代謝が追いつかず，肝不全の病態は悪化する．したがって，利用されやすいエネルギー基質を考慮した栄養の投与を行うべきであり[3]，必然的にブドウ糖中心の栄養を余儀なくされる．また，代謝が亢進しているにもかかわらず，必要栄養量を投与できない状況となるが，肝不全の病態と肝代謝の安定化のためにある程度許容せざるを得ない．検査データや胸腹水貯留などから，早急に栄養状態を改善させたくなるところであるが，過剰な栄養投与は著効することは少なく，むしろ病態の悪化を招

くため，注意が必要である．

急性肝不全患者でも，慢性肝障害患者と同様に経腸栄養を行うべきである[3]．ただし，急性肝不全では腹水貯留や高度の炎症を伴っているだけでなく，肝性脳症に伴うせん妄などの精神症状に対して鎮静・鎮痛薬を使用している影響で腸管蠕動が低下していることも少なくないため，経腸栄養を行う際は嘔吐や誤嚥などの合併症に十分注意する必要がある．

急性肝不全では，血漿インスリン濃度やC-peptide濃度が高値となるが，インスリンの感受性が低下するため，グルコースの代謝は低下し，高血糖となることが報告されている．しかし，劇症肝炎では急速に進行する肝細胞の崩壊により肝機能は急激に低下しているため，肝グリコーゲンの枯渇と糖新生の破綻によって低血糖を生じることが多い．した

がって，肝不全の病態が安定化するまでは，血糖値の変動には極めて注意が必要である．低血糖に対してはブドウ糖の投与で対応するが，基本的には経静脈的に，吸収可能と考えられる状況では経腸的にも投与可能である．

　急性肝不全では，推奨できる肝不全用栄養剤はない．急性肝不全では，アンモニアの処理能が低下しているため，容易に高アンモニア血症をきたし，肝性脳症や，それに伴う脳浮腫を招く．したがって，少なくとも急性肝不全の初期にはアミノ酸投与を控えるべきである．

　一方で，近年，生体肝移植のレシピエントに関して術前栄養状態と BCAA 強化栄養剤の投与が術後敗血症の発生に影響すること[13]や，術前の BCAA 投与が術後の菌血症発生を抑制する可能性[14]が報告されている．したがって，劇症肝炎など急性肝不全で初期の極めて重症な病態から離脱した段階で，BCAA製剤 /BCAA 強化栄養剤を投与することが合併症や予後に良い影響を及ぼす可能性があるため，投与の適応を検討するべきかもしれない．急性肝不全を対象とした BCAA の有効性に関する今後のさらなる研究が待たれる．

おわりに

　慢性肝障害および急性肝不全に対する栄養管理について述べた．急性肝不全の初期，亜急性期，その後の慢性期など，一連の経過によっても中心となる栄養成分や栄養投与量は変化すると考えられる．肝不全の病期・病態を見極め，それに応じた最適な栄養療法の選択・変更を念頭においた全身管理を心がける必要がある．

［文　献］

1) 日本集中治療医学会重症患者の栄養管理ガイドライン作成委員会：日本版重症患者の栄養療法ガイドライン：病態別栄養療法．日集中医誌 24：569-591, 2017

2) McClave SA, Taylor BE, Martindale RG et al；Society of Critical Care Medicine；American Society for Parenteral and Nutrition：Guidelines for the Provision and Assessment of Nutrition Support Therapy in the Adult Critically Ill Patient：Society of Critical Care Medicine (SCCM) and American Society for Parenteral and Enteral Nutrition (A.S.P.E.N.). JPEN J Parenter Enteral Nutr 40：159-211, 2016

3) Plauth M, Cabré E, Riggio O et al；DGEM (German Society for Nutritional Medicine)；ESPEN (European Society for Parenteral and Enteral Nutrition)：ESPEN Guidelines on Enteral Nutrition：Liver disease. Clin Nutr 25：285-294, 2006

4) Henkel AS, Buchman AL：Nutritional support in patients with chronic liver disease. Nat Clin Pract Gastroenterol Hepatol 3：202-209, 2006

5) Campillo B, Richardet JP, Bories PN：Validation of body mass index for the diagnosis of malnutrition in patients with liver cirrhosis. Gastroenterol Clin Biol 30：1137-1143, 2006

6) Sanchez AJ, Aranda-Michel J：Nutrition for the liver transplant patient. Liver Transpl 12：1310-1316, 2006

7) Schütz T, Bechstein WO, Neuhaus P et al：Clinical practice of nutrition in acute liver failure--a European survey. Clin Nutr 23：975-982, 2004

8) Florez DA, Aranda-Michel J：Nutritional management of acute and chronic liver disease. Semin Gastrointest Dis 13：169-178, 2002

9) Horst D, Grace ND, Conn HO et al：Comparison of dietary protein with an oral, branched chain-enriched amino acid supplement in chronic portal-systemic encephalopathy：a randomized controlled trial. Hepatology 4：279-287, 1984

10) Marchesini G, Bianchi G, Merli M et al；Italian BCAA Study Group：Nutritional supplementation with

branched-chain amino acids in advanced cirrhosis : a doubleblind, randomized trial. Gastroenterology 124 : 1792-1801, 2003

11) Muto Y, Sato S, Watanabe A et al ; Long-Term Survival Study Group : Effects of oral branched-chain amino acid granules on event-free survival in patients with liver cirrhosis. Clin Gastroenterol Hepatol 3 : 705-713, 2005

12) Sato S, Watanabe A, Muto Y et al ; LIV-EN Study Group : Clinical comparison of branched-chain amino acid (l-leucine, l-isoleucine, l-valine) granules and oral nutrition for hepatic insufficiency in patients with decompensated liver cirrhosis (LIV-EN study). Hepatol Res 31 : 232-240, 2005

13) Kaido T, Mori A, Oike F et al : Impact of pretransplant nutritional status in patients undergoing liver transplantation. Hepatogastroenterology 57 : 1489-1492, 2010

14) Shirabe K, Yoshimatsu M, Motomura T et al : Beneficial effects of supplementation with branched-chain amino acids on postoperative bacteremia in living donor liver transplant recipients. Liver Transpl 17 : 1073-1080, 2011

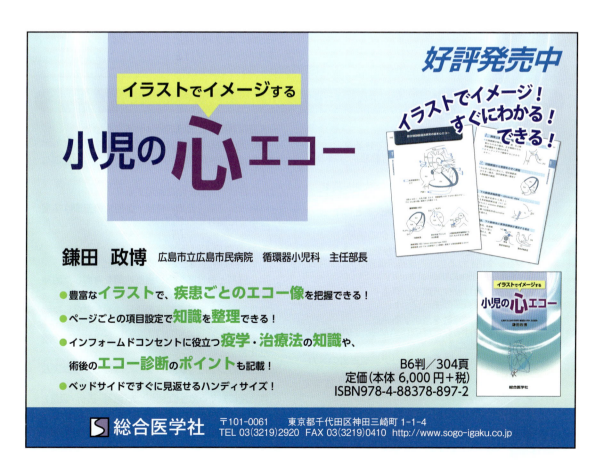

好評発売中

救急・集中治療
Vol 29 No 5・6 2017

ショック管理
― ショックと臓器障害連関のメカニズム ―

特集編集　垣花　泰之

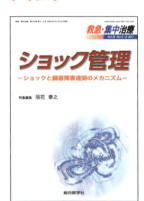

B5判／本文152頁
定価（本体4,600円＋税）
ISBN978-4-88378-549-0

目　次

Ⅰ．ショック病態の基本的知識
- 血圧が低下すればショックと定義できる？
  ― ショックの定義と病因別・血行動態別分類の特徴とは？―
- DO_2とVO_2のミスマッチは組織酸素代謝失調を示唆する？
  ― ショックにおける組織酸素代謝失調とは？―

Ⅱ．微小循環障害からみたショックの病態
- ショックでは血管内皮細胞傷害が発生する？
  ― ショックにおける血管内皮細胞傷害のメカニズム：Vascular Endothelial Injury in Shock ―
- 内皮グリコカリックス障害が発生する？
  ― 今後の輸液戦略のキーワード
- 炎症反応は臓器障害を惹起する？
  ショックにおける炎症反応（PAMPs, DAMPs, PRRs）の役割とは？
- ショックにおけるミトコンドリア機能障害のメカニズムは？

Ⅲ．ショック時の多臓器障害症候群を考える
- 遠隔臓器障害にマイクロパーティクルは関与する？
- 遠隔臓器障害に血球成分は関与するか？
- 遠隔臓器障害に腸間膜リンパ液は関与する？
- 遠隔臓器障害にHMGB1, NETs, ヒストンは関与する？
- 肺傷害は多臓器不全を惹起する？
- 神経内分泌系・自律神経系・免疫系の連関は多臓器不全に関与する？

Ⅳ．ショックにおける臓器障害連関と治療戦略のトピックス
- 消化器系と急性肺障害の臓器連関を考慮した治療戦略とは？
- 急性腎障害と急性肺傷害の臓器連関を考慮した治療戦略とは？
- 多臓器不全に対するコリン作動性抗炎症経路の賦活化療法とは？
- 敗血症性ショックにおける心筋障害のメカニズムと新たな治療戦略とは？
- 敗血症に対する急性血液浄化法（濾過・透析・吸着）の新たなる展開とは？

総合医学社
〒101-0061　東京都千代田区神田三崎町1-1-4
TEL 03(3219)2920　FAX 03(3219)0410　http://www.sogo-igaku.co.jp

特集 エキスパートに学ぶ栄養管理のすべて

アドバンス編—重症患者の栄養管理をワンランクアップさせるために—

急性膵炎

兵庫医科大学病院 救命救急センター **白井邦博**（しら い くにひろ）

Key words 重症急性膵炎，早期経腸栄養，空腸留置

point

▶ 急性膵炎は重症化すると多臓器不全や感染性膵壊死，敗血症をひき起こす.

▶ 重症急性膵炎に対する早期経腸栄養は合併症を減少させる効果がある.

はじめに

　急性膵炎は，多くのケースが軽症膵炎であり予後は良好だが，15〜25％が重症化へと進展し，多臓器不全や感染症を併発すると，短期のみならず長期においても予後不良のことがある．また，エビデンスの高い治療は少なく，重症化した際の死亡率は5〜20％（我が国では10.1％）と，良性疾患にもかかわらず高率である．

　最近，重症患者に対する栄養療法が注目されているが，急性膵炎に対する栄養療法は，炎症進展の抑制や免疫機能の改善，敗血症の合併を減少させる役割があると考えられている．

　本項では，日本版重症患者の栄養ガイドラインの作成にあたり，重症急性膵炎の栄養療法について，本邦のガイドラインのCQに準じて解説する．

日本版重症患者の栄養療法ガイドライン病態別クリニカルクエスチョン（CQ）

◆CQ1：栄養療法開始前や施行中に重症度と栄養状態の評価は必要か？

　A1：重症度の判定と栄養状態の評価を行うことを強く推奨する．

　解説：急性膵炎は，重症化して多臓器不全や感染性膵壊死，敗血症へ進展すると，その死亡率は約30％と高率となる．このため，厚生労働省重症度判定基準や改訂アトランタ分類，APACHE Ⅱスコアを用いて重症度を判定する必要がある[1,2]．膵炎を発症して48〜72時間は，局所からの活性化プロテアーゼによる炎症性サイトカインや活性化好中球が，全身性の炎症へと波及して膵壊死や臓器不全をひき起こす．この時期は，炎症性物質やカテコラミン，コルチコステロイドによる代謝異化亢進状態のため，グリコーゲンの分解，骨格筋からのアミノ酸や脂肪組織からのグリセロールの動員によって，糖新生の促進やインスリン抵抗性の増大，異化亢進状態が起こる．また，臓器不全や敗血症を合併する

と，さらにエネルギー消費量が増加して異化亢進が過剰となり，20〜40g/dayの窒素が喪失し，この負の窒素バランスは死亡率の増加と関連する．この病態は重症度と比例するため，栄養状態と重症度を経時的に評価する必要がある．

◆**CQ2：軽症膵炎に対して積極的な栄養療法は必要か？**

A2：軽症例に対して，予期しない合併症が発症した場合や，5〜7日以内に経口摂取を開始することができない場合以外は，強制的な栄養投与をしないことを推奨する．

解説：軽症膵炎は，合併症もなく経過することがほとんどである．このため，腹痛がコントロールできれば，早期より経口摂取が可能である[3]．よって，積極的な栄養療法を行う必要はない[4]．ただし，入院時より重度低栄養の状態やリスクを認める場合には，軽症であっても栄養アセスメントを行って栄養療法を施行するべきである．

◆**CQ3-1：重症急性膵炎に対する栄養投与ルートは，経静脈と経腸のどちらを優先するか？**

A3-1：蘇生が終了し，循環動態が安定している状態では，経腸栄養を優先することを推奨する．

◆**CQ3-2：重症急性膵炎に対する経腸栄養の開始時期は？**

A3-2：可能なかぎり入院後48時間以内に経腸栄養を開始することを推奨する．

解説：重症急性膵炎は活性化された膵酵素が原因のため，膵液の分泌と炎症が治まるまで膵臓を休ませる"pancreatic rest"の概念に基づいて，経静脈栄養が中心の時代があった．しかし，腸を休めることは小腸粘膜の萎縮や透過性亢進による物理的バリア機能障害，腸管関連リンパ組織や粘液中免疫グロブリンA（immunoglobulin：IgA）の減少，腸内細菌叢の異常増殖をひき起こす．このため，腸管粘膜の異常や免疫能の低下，microbial translocationや胆汁うっ滞などによる敗血症や多臓器不全，感染性膵壊死を合併し，さらにこの現症は，急性膵炎の60％で認めると報告されている．このため経腸栄養を行うことで，蠕動運動の促進や腸粘膜のintegrityの維持，細菌増殖の抑制によって免疫調節効果が期待できる．さらに，入院後24〜48時間以内に開始した経腸栄養は経静脈栄養と比較して，入院期間の短縮，感染症発症率や臓器不全合併率の低下，外科治療率や死亡率の低下，経口摂取までの期間短縮，費用の安価が示されている．また，最近のメタ解析[5,6]でも，早期の経腸栄養による予後改善効果が報告されている．よって重症例に対しては，輸液蘇生が完了して循環動態が安定していれば，入院後48時間以内の経腸栄養が勧められている．しかし，non-obstructive mesenteric ischemiaなどの腸管虚血，広範囲のイレウスや腸管穿孔，腹部コンパートメント症候群（abdominal compartment syndrome：ACS）を合併した場合は経腸栄養が不可能なので，これらをモニタリングしながら経腸栄養が可能か経時的に評価をすることが重要である．

●**要点：1）栄養投与ルートは空腸留置による経空腸投与を基本とする．**
2）消化態栄養剤と半消化態栄養剤のどちらを用いてもよい．
3）免疫栄養剤やシンバイオティクスの有効性は示されていない．

◆**CQ4：経腸栄養の投与ルートは？**

A4：空腸に留置した栄養チューブからの栄養剤投与を弱く推奨する．ただし，空腸に留置できない場合は胃や十二指腸から栄養投与を行ってもよい．

解説：経胃と経空腸栄養の比較では，合併症や疼痛軽減までの期間，死亡率など予後に差はなく，経胃からの栄養投与でも安全に施

行できると考えられる[7]．しかし，経胃投与の報告は未だに少なく，肺合併症が増加したとの報告や，膵炎のように腹腔内に炎症がある状態では，胃の蠕動抑制（gastroparesis）が起こりやすいため，より安全で確実に栄養投与が可能で，さらに投与量を増量できる空腸留置が望ましい．しかし，空腸留置が不可能な場合は，前述の合併症に注意しながら，経胃や十二指腸の投与を考慮してもよい．

◆**CQ5：経腸栄養で使用する栄養剤の種類は，消化態栄養剤（ペプチド型栄養剤）か半消化態栄養剤のどちらがよいか？**

A5：どちらを使用してもよい．

解説：蛋白質は，ペプチドで吸収される経路と，アミノ酸に分解されて吸収される経路があるが，ペプチドトランスポーターはアミノ酸のそれと比較して基質認識性が広範なため，多くの低分子ペプチドを吸収して，さらにその速度も早い．このため，ペプチドからなる消化態栄養剤は，半消化態栄養剤よりも吸収が良く，膵酵素に対する刺激性が低いと考えられている．しかし，消化態栄養剤と半消化態栄養剤の比較研究[8]では，消化態栄養剤で在院期間の短縮を示しているが，メタ解析[9]では，合併症や感染症の発症率など予後に差を認めていない．よって，どちらの栄養剤を用いてもよい．

◆**CQ6：免疫調節栄養剤による経腸栄養を投与するか？**

A6：グルタミンやアルギニン，ω-3系脂肪製剤などの免疫調節栄養剤の有効性を示す根拠はないため，投与しないことを弱く推奨する．

解説：グルタミン，アルギニン，ω-3系脂肪酸，抗酸化物質など免疫栄養素を強化した栄養剤の急性膵炎に対する質の高い研究はな

く，結果としては予後に影響を与えていない．グルタミンについてのメタ解析[10]では，グルタミンの補足的経静脈投与は感染症発症率や死亡率を低下させると報告しているが，経腸からの単独投与の効果はなかった．ただし，我が国では静脈用のグルタミン製剤は市販されていない．

◆**CQ7：重症急性膵炎に対して，プレまたはプロバイオティクスを投与するか？**

A7：有効性を示す根拠がないので，プレまたはプロバイオティクスを投与しないことを弱く推奨する．

解説：宿主に有益な細菌叢の，活性化と増殖を促すためのオリゴ糖や食物線維など難消化性物質（プレバイオティクス）と，宿主に有益な微生物（プロバイオティクス）を，単一または併用（シンバイオティクス）投与することで，腸内細菌のバランスを改善して疾病や合併症を予防する効果が報告されている．最近の急性膵炎に対する大規模研究[11]では，臓器不全や腸管虚血の増加，死亡率の高率が報告された．しかし，メタ解析[12]では，感染症や死亡率など予後に関する有益性も有害性も示さなかった．

◆**CQ8：経静脈栄養の適応と開始時期は？**

A8：重症例では，経腸栄養が施行不可能な場合に経静脈栄養を行うことを弱く推奨する．

解説：急性膵炎に対する経静脈栄養の効果や開始時期についてのエビデンスのある報告はない．また，その適応は進行性のイレウスや膵液瘻，abdominal compartment syndrome，non-occlusive mesenteric ischemia など，経腸栄養が不可能な場合に考慮する．このため，他の重症患者と同様の経静脈栄養の適応と施行に準ずる．

当施設の栄養療法マニュアル

当施設の栄養療法に対するアルゴリズムを示す（**図1**）．重症急性膵炎だけでなく，すべての重症患者に対して，"If the gut works use it！（使えるなら腸を使え！）"が原則で

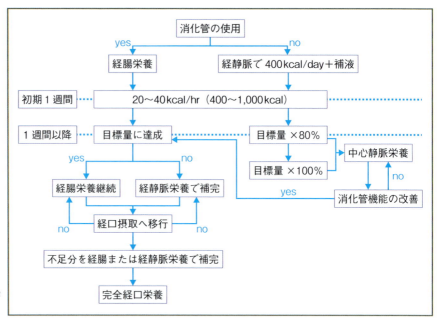

図1 当施設の栄養療法アルゴリズム

表1 当施設の栄養療法マニュアル

① 目標総投与エネルギー量：25～30 kcal/標準体重 kg/day
② 目標投与蛋白量
・基本投与量＝1.0～1.5 g/標準体重 kg/day
・NUTRIC スコア5点以上 or SOFA スコア≧10 or APACHE Ⅱ スコア≧25＝1.5～2.0 g/標準体重 kg/day
・重症熱傷，広範な創部＝12.0～2.5 g/標準体重 kg/day
③ 目標脂質投与率
・成人が必要な1日の脂質量＝0.3～1 g/標準体重 kg/day or 目標総投与エネルギー量の30～40％
・必須脂肪酸欠乏症の予防には最低 50 g/1week 必要
④ 循環動態安定例
・持続投与が基本で 10～20 mL/hr から開始
・初期の目標投与エネルギー量
　ⓐ 低栄養なし＝初期1週間は総投与エネルギー量の30～70％を目標
　ⓑ 低栄養あり＝refeeding 症候群のモニタリングをしながら，可能なかぎり速やかに（3日）80％を目標
・忍容性を確認して，忍容性があれば段階的に栄養増量，なければ現状維持か減量または中止
・7～10日までに目標エネルギー量を充足不可能なら経静脈栄養で補完
⑤ 循環動態不安定例
・高用量の昇圧薬や昇圧薬を増量中，急速（大量）輸液，大量輸血が必要な例は経腸栄養を控える
・輸液量（輸血量）や昇圧薬（例：ノルアドレナリン 0.2 μg/kg/min 以下）が一定量または減量開始して，循環動態が安定（平均血圧 65 mmHg 以上）すれば経腸栄養を 10 mL/hr の持続投与で開始する
・忍容性リストを確認して，忍容性あれば循環動態の変動や腸管壊死に注意して徐々に増量する
・初期1週間は目標総投与エネルギー量の30～70％を目標とする
・10日以内に総投与エネルギー量の100％を目標とし，達しなければ経静脈栄養で補完する

ある．栄養投与ルートは，8Fr のチューブを用いて基本は胃内留置だが，胃内残量が多く胃内投与に不耐性，誤嚥の危険性が高い場合は空腸に留置している．重症急性膵炎では，空腸留置が困難な場合は経胃投与でもよく，さらに経腸栄養剤は吸収が容易である消化態栄養剤を使用している．脂質については，以前は 20～30 g 程度と制限していたが，現在は特に制限せずに他の重症患者と投与量に変わりはない．

表1に示すように，蘇生輸液が終了して循環動態が安定すれば，経腸栄養を 10～20 mL/hr の持続投与で開始する．栄養素のうち蛋白質は，**NUTRIC スコア5点以上やSOFA スコ**

表2　当施設の忍容性リスト

経腸栄養の忍容性リスト
(1) 頻呼吸，血圧上昇または低下，頻脈，体温などバイタルサインは安定か？
(2) 水分の出納バランスはコントロールできているか？
(3) 下痢や嘔吐，腹満，イレウス，下血など消化管合併症は？
(4) 血糖値は目標値にコントロールできているか？
(5) 血算生化学検査で，特に電解質異常やBUN上昇（≦80mg/dL）はないか？
(6) 時々必要な検査⇒腹部X線，腹部エコー（消化管蠕動の有無）では？
経静脈栄養の忍容性とは
(1) 頻呼吸，血圧上昇または低下，頻脈，体温などバイタルサインは安定か？
(2) 水分の出納バランスはコントロールできているか？
(3) 血糖値は目標血糖値でコントロールできているか？
(4) 血算生化学検査で特に電解質異常やBUN上昇はないか？
(5) 経腸栄養が可能な状態か常にチェックし，可能なら変更する

ア≧10，APACHE Ⅱ スコア≧25 では 1.5～2.0g/kg/day の高蛋白投与を行う．また，循環動態不安定の場合は，表1に示すような手順で行っている．ここで重要なことは，栄養投与量の増量，現状維持か減量または中止については，表2に示す忍容性リストをチェックして，忍容性に問題なければ増量し，初期1週間は目標総投与エネルギー量の30～70%を目標とし，7～10日以内に100%を目標として，達しなければ経静脈栄養で補完することである．

［文　献］

1) 急性膵炎診療ガイドライン2015改訂出版委員会：急性膵炎診療ガイドライン2015，第4版．金原出版，2015

2) Banks PA, Bollen TL, Dervenis C et al；Acute Pancreatitis Classification Working Group：Classification of acute pancreatitis—2012：revision of the Atlanta classification and definitions by international consensus. Gut 62：102-111, 2013

3) Eckerwall GE, Tingstedt BB, Bergenzaun PE et al：Immediate oral feeding in patients with mild acute pancreatitis is safe and may accelerate recovery—a randomized clinical study. Clin Nutr 26：758-763, 2007

4) Mirtallo JM, Forbes A, McClave SA et al；International Consensus Guideline Committee Pancreatitis Task Force：International consensus guidelines for nutrition therapy in pancreatitis. JPEN J Parenter Enteral Nutr 36：284-291, 2012

5) Yi F, Ge L, Zhao J et al：Meta-analysis：total parenteral nutrition versus total enteral nutrition in predicted severe acute pancreatitis. Intern Med 51：523-530, 2012

6) Li JY, Yu T, Chen GC et al：Enteral nutrition within 48 hours of admission improves clinical outcomes of acute pancreatitis by reducing complications：a meta-analysis. PLoS One 8：e64926, 2013

7) Chang YS, Fu HQ, Xiao YM et al：Nasogastric or nasojejunal feeding in predicted severe acute pancreatitis：a meta-analysis. Crit Care 17：R118, 2013

8) Tiengou LE, Gloro R, Pouzoulet J et al：Semi-elemental formula or polymeric formula：is there a better choice for enteral nutrition in acute pancreatitis? Randomized comparative study. JPEN J Parenter Enteral Nutr 30：1-5, 2006

9) Petrov MS, Loveday BP, Pylypchuk RD et al：Systematic review and meta-analysis of enteral nutritionformulations in acute pancreatitis. Br J Surg 96：1243-1252, 2009

10) Asrani V, Chang WK, Dong Z et al：Glutamine supplementation in acute pancreatitis：a meta-analysis of randomized controlled trials. Pancreatology 13：468-474, 2013

11) Besselink MG, an Santvoort HC, Buskens E et al；Dutch Acute Pancreatitis Study Group：Probiotic prophylaxis in predicted severe acute pancreatitis：a randomised, double-blind, placebo-controlled trial. Lancet 371：651-659, 2008

12) Gou S, Yang Z, Liu T et al：Use of probiotics in the treatment of severe acute pancreatitis：a systematic review and meta-analysis of randomized controlled trials. Crit Care 18：R57, 2014

特集 エキスパートに学ぶ栄養管理のすべて

アドバンス編—重症患者の栄養管理をワンランクアップさせるために—

中枢神経障害

日本大学医学部 救急医学系 救急集中治療医学分野 山口順子，木下浩作
（やまぐちじゅんこ，きのしたこうさく）

Key words 中枢神経障害，栄養療法，血糖管理，低体温療法，日本版重症患者の栄養療法ガイドライン病態別栄養療法

point

▶ 様々な因子が代謝を変動させるため，十分なアセスメントを繰返すことが重要である．

▶ 血糖管理を目指した包括的栄養管理が必要である．

はじめに

重篤な中枢神経障害で起こる過剰な神経内分泌免疫反応は，代謝亢進，異化亢進をもたらす．発症前の低栄養がみられることも多く，栄養不良を導きやすい．また，手術療法，痙攣や感染症の合併，患者体温の変化（低体温療法を含む）および投与薬剤など多くの因子が代謝動態を修飾する．

したがって，十分なアセスメントを繰返すことが重要である．中枢神経障害に対する栄養管理について 5W1H（Why, When, Where, What, Who, How）に沿って，日本集中治療医学会重症患者の栄養管理ガイドライン作成委員会が作成した日本版重症患者の栄養ガイドライン[1] を中心に整理したい．

Why？（なぜ） 重症中枢神経患者の栄養療法が必要なのか？

栄養療法における転帰改善が見込まれる報告が多くみられる．

重症頭部外傷患者における早期栄養療法の開始による死亡率の低下や，受傷後 48 時間以内の経腸栄養により生存率と Glasgow Coma Scale（GCS）が有意に改善することを示した報告や，脳卒中症例で早期経腸栄養療法を行うと免疫能の改善が見込まれるなどがある[1]．

多くの中枢神経障害患者に対する適切な栄養療法の有用性の報告については，対象となす中枢神経障害疾患で異なり，様々な研究デザイン，患者重症度，患者数や栄養療法の方法，投与経路の異なりがあるため，重症中枢神経障害症例全般における具体的な根拠を示すことは難しいが，適切な栄養療法による転帰改善が見込まれる．具体的な報告内容については，日本版重症患者の栄養療法ガイドラ

イン病態別栄養療法[2]〔以降,「日本版栄養療法ガイドライン（病態別）」と表記〕を参照いただきたい.

When ？（いつ）　重症中枢神経患者の栄養療法を行うのか？

● 要点：可能なかぎり早期経腸栄養を優先することが望ましい.

　重症患者の栄養管理全般と同じく,できるだけ早期に可能なかぎり経腸栄養で行われることが望ましい.日本版重症患者の栄養療法ガイドラインでは経腸栄養を優先することが強く推奨されている.重症患者における静脈栄養と経腸栄養の死亡率に関するメタ解析では経腸栄養の有意性は確認されなかったが,感染症発生率に関するメタ解析において経腸栄養群で感染症発症率は有意に低率であった[1].ただし重症病態に対する治療を開始した後,可及的速やかに24〜48時間以内の早期経腸栄養療法を行うことが日本版重症患者の栄養療法ガイドラインでは推奨されている.これは,早期の経腸栄養開始による感染症合併率のみならず死亡率低下が示唆されるからである.このため,筆者らの施設では,以後に述べる経腸栄養による代謝制御の可能性,血糖管理の有用性の観点から,入室後24時間以内の腸管を利用した栄養管理の開始を目指している.「日本版栄養療法ガイドライン（病態別）」[2]では,頭部外傷症例において経管栄養は1週間以内に開始することを推奨するとしている.

Where（どこから）？

■　1．経静脈か経腸か

　前述のとおり,可能なかぎり経腸栄養を優先することが望ましい.しかしながら,早期栄養の投与経路（経静脈的もしくは経腸的）を比較した小規模研究では,経静脈栄養での転帰が改善される傾向を示す報告がある.このため,「日本版栄養療法ガイドライン（病態別）」[2]では,頭部外傷については,いずれかの優先順位は決められず,脳卒中症例では経腸栄養が施行可能であるかぎりは経腸栄養を優先することを推奨している.

■　2．経腸栄養投与経路は経胃か幽門後いずれが望ましいか？

　胃蠕動が低下していても空腸内への早期栄養投与の耐用性は良いとされる[3].「日本版栄養療法ガイドライン（病態別）」[2]では,生存率に関する根拠はないが,頭部外傷症例では,肺炎発症率軽減のため,経胃投与よりも幽門後投与を弱く推奨し,脳卒中症例では特化した根拠がないが,誤嚥リスクも考慮し,日本版重症患者の栄養療法ガイドライン[1]の総論に従い,経胃投与よりも幽門後投与を弱く推奨するとしている.可能であれば幽門後投与ルートの確保が望ましい.当施設では,胃蠕動を促す薬剤や水先投与法および少量栄養剤投与からの開始など誤嚥を避ける工夫や,十分なモニタリングのうえでの24時間以内の胃内投与を行うケースが多いが,多くの症例では問題なく早期経腸栄養療法が可能である.速やかな幽門後投与ルートの確保が困難な施設や状況があれば,前述の早期経腸栄養の転帰改善への期待を優先した十分なモニタリングのうえでの胃内投与も一考であると筆者は考える.

What（何を？）/How much（どれくらい？）

●要点：1）急性期の初期1週間はエネルギー消費量よりも少なく投与する．
　　　　2）他の重症病態同様に血糖コントロールが重要である．

　現状では，急性期における至適投与エネルギーおよび栄養素について他の重症患者に対する栄養療法と同様に何をどれだけ投与すべきかという具体的で明確な目標はない．

　日本版重症患者の栄養療法ガイドライン[1]においては，急性期の初期1週間はエネルギー消費量よりも少なく投与することを推奨している．重症脳卒中症例で最初の1週間のカロリー投与と転帰を検討した後方視的な検討がある．この報告では，8.25〜16.5 kcal/kg/day で経腸栄養をした群の生存が最も良かったと報告されている[4]．投与エネルギーにおいて overfeeding に伴う glucose toxicity（炎症反応の増幅や，ミトコンドリア機能異常），nutrition stress（高血糖環境下でのインスリン過剰分泌，脂質合成による安静時必要エネルギー増大，ノルアドレナリン過剰分泌による骨格筋異化亢進など）の問題が考慮される[5]．また，中枢神経障害において血糖コントロールが重要である．当施設では高血糖の回避の観点より急性期の初期1週間で15〜20 kcal の範囲の投与エネルギーに到達することを目標にエネルギーを漸増することが多い．また，現状では急性期のエネルギー投与量は，個々の患者の病態，栄養状態を勘案し，エネルギー投与量の多寡による有益性および有害性を考慮し決定されるべきである．

血糖コントロールの重要性

　重症患者においては，神経免疫内分泌反応による著しい異化亢進を伴う代謝変動と高血糖がもたらされる．過度のカロリー投与による高血糖は，免疫機能の抑制作用やサイトカイン産生増加[6]や脳挫傷の拡大[7]などを生じることが報告されている．したがって，重症患者における栄養管理と同様に，中枢神経障害症例の血糖コントロールは重要である．現時点において中枢神経障害患者における最適な血糖目標値は明確ではないが，脳卒中治療ガイドライン2015では，脳卒中急性期における血糖コントロールの重要性についての記載がある．入院時の高血糖は独立した転帰不良因子である．血糖は140〜180 mg/dL の範囲に保つことが望ましいとされている[8]．しかしながら，外来性インスリン投与だけでは血糖値の制御が困難となる場合がある．小腸から分泌されるインクレチンは，内因性インスリン分泌を促進する（インクレチン効果）ため，血糖コントロールの観点からも腸管を利用した栄養管理が効果的である．中枢神経障害症例では血糖コントロールに難渋する症例も経験上多く，当施設では糖質を制限した栄養剤の利用を行うこともある．また疼痛刺激に伴う過剰な交感神経活性化は高血糖を惹起するため，適切な疼痛管理を行う必要がある．また重度の低血糖は永続的な神経障害を生じるため，60 mg/dL 以下の低血糖はただちに補正することが強く勧められている[8]．Mackenzie ら[9]は，重症患者における血糖コントロールのあり方について高血糖，低血糖および血糖値変動が死亡率に影響を与えると報告している．これらの危険因子の組合せによって死亡率へのオッズ比が増大することを示しており，血糖コントロールは，高血糖，低血糖および血糖値変動を回避することが肝要である．

特殊栄養素を投与するか

● 要点：中枢神経障害症例における特殊栄養素の投与の臨床的効果は不明である．

　中枢神経障害症例に対するグルタミンやアルギニンなど特殊な栄養素の投与の臨床的効果は不明である．経口摂取可能な脳卒中症例（くも膜下出血を除く）に対する無作為化比較試験（randomized controlled trial：RCT）で，病院食に蛋白質が豊富な捕食を加えることによる死亡率，神経学的転帰の改善はなかった[10]．一方，脳梗塞急性期の高齢者に対する乳清もしくは，カゼインを含有した栄養剤投与を比較した研究で，死亡率に変化はないが，乳清入りのグループでは，有意に血清中の IL（interleukin）-6 が低下しグルタチオンが上昇したとの報告がある．乳清入りの

経腸栄養は炎症を抑え抗酸化作用を強めた可能性が指摘されている[11]．また，GCS 8 点以下の脳卒中症例で免疫増強栄養剤（immuno-enhancing diet：IED）を用いて免疫能や脂質の変化をみた検討がある．グルタミン，アルギニン，ω-3 系脂肪酸を豊富に含有した経腸栄養剤を 2 週間投与した結果，通常の経管栄養より CD4 のリンパ球が上昇し，エイコサペンタエン酸が増加しアラキドン酸が低下したと報告されているが，転帰に差は認めなかった[12]．しかし，これらの研究は，組入れられた症例数が大変少ない．

低体温療法中の栄養療法

● 要点：1）低体温におけるエネルギー消費量の変化と微量元素・ビタミン欠乏を考慮する．
　　　　2）低体温療法中の消化管不耐に注意を払う．

■ 1．低体温療法中のエネルギー消費量

　低体温療法中の栄養療法について参考になる RCT は存在せず，低体温療法中に推奨される特別な栄養療法はない[2]．

　重症頭部外傷患者の安静時エネルギー消費量（resting energy expenditure：REE）は，通常の基礎代謝基準値の約 140％で，体温 1℃の変化で 10〜13％増減するため，鎮静中の患者では 100％程度となる．体温が 1℃低下すると，生体の酸素消費量は約 6〜9％低下する．筆者らは，脳低温療法を施行した重症頭部外傷患者を対象として間接熱量計を用いて，エネルギー動態の検索を行った．低体温下（32〜34℃）では，酸素消費量，二酸化炭素産生量およびエネルギー代謝量が有意に低い．また糖代謝が抑制され，エネルギー源の代償として，主に内因性脂質が利用されており，脂質依存型の代謝動態が認められた．しかしながら，外因性脂肪乳剤を投与

してもエネルギー源として十分利用されないのが特徴的である．体温 32℃に必要なエネルギー消費量は約 83％REE であり，これは 15〜18 kcal/kg 程度のカロリー摂取量に相当する．復温に伴って，これらの値は漸次上昇し 35℃を境にして代謝動態は脂質依存型から糖質依存型に変化していくが，体温 34〜35℃におけるエネルギー消費量は 91％REE 程度であった[13]．

■ 2．脳低温療法施行患者における微量元素・ビタミン欠乏

　低体温は，リンパ球の細胞増殖などの免疫機能や各種代謝に必要な微量元素やビタミン類にも影響を及ぼす．これらは血液中ではアルブミンと結合して存在することが多く，欠乏症の原因としては，消化管からの吸収障害や尿中排泄増加が関係している．亜鉛欠乏では，創傷治癒の遅延や免疫力低下が発生す

る．亜鉛欠乏による免疫不全の本体は，Ｔリンパ球の増殖分化の抑制が主体である．脳低温療法中は，特に肝予備力の著明な低下や耐糖能異常をきたすため亜鉛の減少につながる．また潜在的な低マグネシウム血症も起きやすく，脳低温療法中の尿量増加（hypothermia-induced diuresis）が原因とも考えられている．臨床的には，低マグネシウム血症で致死性の不整脈の出現など患者予後に影響するため注意を要する．また低リン血症は，腸運動の低下時に使用する緩下剤や水酸化アルミニウムを含有する制酸剤で助長されることがある．脳低温療法中のビタミン欠乏症の原因としては，消化管からの吸収障害に加え，長期抗生物質の投与による腸内細菌叢の変化が挙げられる．また脳低温療法中は，外来性脂質の利用能が低下しており，脂溶性ビタミンの吸収利用能が制限される可能性がある．重症病態や亜鉛欠乏症ではビタミンＡの消費が増大する．過大侵襲時には，臓器虚血の進行や bacterial translocation の発生が注目

されるが，ビタミンＡの欠乏ラットでは，消化管感染の感受性が高く粘膜免疫機構への関与が示唆されている．したがって脳低温療法中も厳重な管理が必要である．ビタミンＥの欠乏は投与薬剤にも影響を受け，フェニトインなどの抗痙攣薬でも低下するため注意を要する[13]．

■ 3. 低体温療法中の消化管耐用性について

心停止後患者の低体温療法中の経管栄養と耐用性に対する観察研究では，低体温（32～34℃，24時間）から常温に戻すまで経腸的に栄養を投与したところ，83%の患者で経胃的栄養の耐用性（1 kcal/mL，10 mL/hr）があり，嘔吐の合併症は冷却期（32～34℃）で 9.6%，復温期（～36.5℃）で 19.2%であった．低体温療法中の心停止後症候群でも，栄養剤の投与は可能であるが，温度が 32～34℃に到達した後は，栄養剤の投与速度を減少させることを考えるべきである[1]．

Who（誰が？）

重篤な中枢神経障害で起こる過剰な神経内分泌免疫反応や，発症前の栄養リスクの存在，手術療法，痙攣や感染症の合併，患者体温の変化（低体温療法を含む）および投与薬剤など多くの因子が代謝動態を修飾する．外しのないテーラーメイドな栄養療法が求められる．十分なアセスメントを繰返すことが重要である．包括的な栄養療法の展開のために，チーム医療の重要性を改めて強調したい．

［文　献］

1) 日本集中治療医学会重症患者の栄養管理ガイドライン作成委員会：日本版重症患者の栄養ガイドライン．日集中医誌 23：185-281, 2016
2) 日本集中治療医学会重症患者の栄養管理ガイドライン作成委員会：日本版重症患者の栄養療法ガイドライン：病態別栄養療法．日集中医誌 24：569-591, 2017
3) Grahm TW, Zadrozny DB, Harrington T：The benefits of early jejunal hyperalimentation in the head-injured patient. Neurosurgery 25：729-735, 1989
4) Wakita M, Wakayama A, Omori Y et al：Impact of energy intake on the survival rate of patients with severely ill stroke. Asia Pac J Clin Nutr 22：474-481, 2013
5) 寺島秀夫，米山　智：侵襲下の血糖値と感染防御能〜Tight Glycemic Control のみで十分なのか〜．外科と代謝・栄養 45：199-210, 2011
6) Kinoshita K, Furukawa M, Ebihara T et al：Acceleration of chemokine production from endothelial cells in

response to lipopolysaccharide in hyperglycemic condition. Acta Neurochir Suppl 96：419-421, 2006
7) Kinoshita K, Kraydieh S, Alonso O et al：Effect of posttraumatic hyperglycemia on contusion volume and neutrophil accumulation after moderate fluid-percussion brain injury in rats. J Neurotrauma 19：681-692, 2002
8) 日本脳卒中学会　脳卒中ガイドライン委員会　編：脳卒中治療ガイドライン 2015．協和企画，2015
9) Mackenzie IM, Whitehouse T, Nightingale PG：The metrics of glycemic control in critical care. Intensive Care Med 37：435-443, 2011
10) Dennis MS, Lewis SC, Warlow C；FOOD Trial Collaboration：Routine oral nutritional supplementation for stroke patients in hospital（FOOD）：a multicentre randomised controlled trial. Lancet 365：755-763, 2005
11) de Aguilar-Nascimento JE, Prado Silveira BR, Dock-Nascimento DB：Early enteral nutrition with whey protein or casein in elderly patients with acute ischemic stroke：a double-blind randomized trial. Nutrition 27：440-444, 2010
12) 海老原貴之，木下浩作，野田彰浩 他：脳卒中患者に対する immuno-enhanncing diet を用いた早期経腸栄養が免疫機能に及ぼす影響．日救急医会誌 17：83-91, 2006
13) 山口順子，木下浩作：重症病態に対する栄養管理の実際③中枢神経障害（頭部外傷による低体温を含む）．栄養—評価と治療 29：45-47, 2012

特集 エキスパートに学ぶ栄養管理のすべて

アドバンス編―重症患者の栄養管理をワンランクアップさせるために―

高度肥満

神戸市立医療センター中央市民病院 麻酔科 **東別府直紀**

Key words 高蛋白低エネルギー，サルコペニア肥満

point

▶ 高度肥満症例の特徴，obesity sarcopenia とは？

▶ 高度肥満症例に栄養は必要か？――必要である．

▶ 高度肥満症例での栄養管理方針は？――高蛋白低エネルギーで減量しつつ筋肉の保持を狙う．

▶ 高度肥満症例でのエネルギー投与量は？――エネルギー投与量は間接熱量計による測定値もしくは推測されるエネルギー消費量のどちらかの 60～70％，もしくは理想体重で 20～25kcal/kg/day を目標とする．

▶ 高度肥満症例での蛋白投与量は？――蛋白およびアミノ酸投与量に関しては，1.2g/kg（実体重）/day を目標とすることを弱く推奨する．

はじめに

　HbA1c 10％の糖尿病が背景にある身長170cm，体重120kg，body mass index（BMI）41.5 の患者が緊急冠動脈バイパス術（coronary artery bypass grafting：CABG）後に集中治療室（intensive care unit：ICU）に運ばれてきた．心機能はアドレナリン，ノルアドレナリン，ドブタミン，ミルリノンを投与しつつも大動脈内バルーンパンピング（intra-aortic balloon pumping：IABP）も必要とする程度である．3日経って徐々に心機能は回復し，4日目に IABP 離脱し，ノルアドレナリン 0.1μg/kg/min で安定している．酸素化はまだ悪く，気管挿管は続いている．

　このような症例に，読者諸氏はどのような栄養管理を行うだろうか？　もともと身体にエネルギーがたくさんあるから栄養は投与しなくてもよいというだろうか？

　我が国では西欧諸国に比して肥満患者の比率は低く，症例の集積は進んでいない．国際栄養調査 2013，2014 のデータで，BMI＞30 の症例の比率で 6％程度である．そのため，日本版重症患者のガイドライン病態別では海外のガイドラインを参考にして推奨を作成した．今後は我が国での肥満症例でのデータ，知見を集積し，実情にあった推奨を作成していく必要があるだろう．

以下に，高度肥満の特徴などを述べつつICUで高度肥満の症例に対してどのような管理を行うべきか，現状でのコンセンサスを概説する．

Q 高度肥満とは？ サルコペニア肥満とは？ 高度肥満症例に栄養管理は必要か？

高度肥満症例にはエネルギーの貯蓄は通常の症例よりも多くみえる．しかしながら，糖分はグリコーゲンとなって肝臓と筋肉に蓄えられるが，筋肉量が相対的に少ない，サルコペニア肥満の症例も多い（なお，脂質は糖原性の脂質以外はグルコースを産生できないため常に糖分か，糖原性アミノ酸を必要とし，筋肉が結局のところ分解されていく）．

サルコペニア肥満とは，加齢に伴って筋量，筋力が低下し，フレイルに関連するが，そこに肥満がつながり，インスリン抵抗性を生じ，メタボリック症候群につながる病態である．肥満とサルコペニアが合併すると代謝異常，機能障害がより強くなり，心血管リスクも高まることが知られている．そのため，栄養障害につながりやすく，非常に管理も難しい．具体的には，筋肉量を保持するためには，十分なアミノ酸の投与が不可欠である．また，最低限の糖分は投与しないと筋肉量の損失は減らず，少ない筋肉量がさらに減ると予後悪化につながる．慎重な栄養管理が必要とされる．

高度肥満と予後に関してはobesity paradoxが報告されており，30〜40程度はむしろ死亡率が下がる[1]という指摘もあるが，BMI>40はやはり死亡率が上昇するとされている[1]．

■ 肥満の影響

脂肪組織は，炎症性サイトカインである腫瘍壊死因子（tumor necrosis factor：TNF)-α，IL（interleukin)-6，IL-1βなどを産生し，炎症が常に生じている状況をつくり出す．TNF-α，IL-6は筋肉の分解を促進する．またレプチン，アディポネクチンも生成するが，アディポネクチンは脂肪の蓄積，加齢により低下する．アディポネクチンは全身のインスリン感受性改善作用や炎症性サイトカイン抑制，抗炎症性サイトカイン増加作用がある．アディポネクチンの抑制は筋組織での慢性炎症を持続させることが報告されている．また肥満はレプチン抵抗性をひき起こし，レプチン高値とTNF-α高値はインスリン抵抗性や成長ホルモン低下を介し，サルコペニアに関連すると考えられる．

さらにインスリンも加齢や内臓肥満とともに抵抗性が進み，インスリン抵抗性が生じると筋における同化障害，ミトコンドリア機能や蛋白合成の異常をきたし，除脂肪体重の低下につながる[2]．

サルコペニアにより身体機能低下，フレイルにつながるが，ICUにおいては心血管リスクの上昇が特に問題となる．酸化ストレス，慢性炎症が背景にありサルコペニアにつながるが，それらは動脈硬化にもつながり，インスリン抵抗性，メタボリック症候群につながる．中心性肥満，低体重，サルコペニアの存在は運動頻度が低いことと関連し，運動頻度が低い群では心血管イベントのリスクが上がったことが観察研究で示されている[3]．

炎症およびメタボリック症候群を評価することは国際的にも重視されており，SCCM/ASPENのガイドライン[4]でも代謝性のマーカー，合併症を評価し，炎症のレベルを勘案することを推奨している．具体的には血糖，トリグリセリド，コレステロールに注目し血圧も含めてメタボリック症候群の合併を判断

すること，糖尿病，脂質異常症，睡眠時無呼吸，うっ血性心不全，脂肪肝など多岐にわたる合併症も評価すること，炎症の判定にはC反応性蛋白（C-reactive protein：CRP），血沈，全身性炎症反応症候群（systemic inflammatory response syndrome：SIRS）の有無を使用することとしている．

また，中心性肥満，メタボリック症候群，サルコペニア，BMI＞40，SIRSの合併は心血管系の合併症，死亡率の上昇につながることも指摘されており，栄養介入の際にはこれらの評価も重要と考えられる．

 高度肥満症例での栄養管理方針は？

 高蛋白低エネルギーで減量しつつ筋肉の保持を狙う．

高度肥満の症例では，前述のごとく脂肪細胞から炎症性のサイトカインも出ており，インスリン抵抗性は上がり，リハビリの邪魔にもなり，潰瘍の原因にもなる．脂肪細胞を減らす，つまり減量することは理論上妥当である．しかしながら筋肉を保たないと運動機能を保持できないため，筋肉を保ちつつ減量することが望ましいと考えられている．

エネルギーは少なく，蛋白は十分な投与量で管理すると予後の悪化はみられず，むしろ改善したデータがある．無論，重症患者での窒素の喪失量は大きく，蛋白，アミノ酸は十分補充する必要があり，エネルギーも蛋白も少ない投与量で管理すると予後が悪化したデータがあり，BMI＞35を超える症例では平均投与エネルギーが多いことは有意に生存率が高いことと関連した報告[5]もあるため極端な低エネルギーは推奨されない．

 高度肥満症例でのエネルギー投与量は？

 エネルギー投与量は間接熱量計による測定値もしくは推測されるエネルギー消費量のどちらかの60～70％，もしくは理想体重で20～25kcal/kg/dayを目標とする．

前述のように減量してインスリン抵抗性を改善し，合併症を減らすため，高蛋白低エネルギー，具体的には総エネルギー投与量は消費エネルギーの60～70％程度までに抑制し，蛋白は理想体重にて2～2.5g/kg/day程度投与する．エネルギーは消費エネルギー程度であってもそれより低くても，窒素バランスに影響はしない．間接熱量計にて消費エネルギーを測定することが望ましいが，実際には間接熱量計を使用できない施設のほうが多い．消費エネルギーを推定するために，種々の計算式があるが，若年非肥満，若年肥満，高齢非肥満，高齢肥満すべてのタイプの症例を考慮してもmodified Penn-State式（注）が最も正確であり，Harris-Benedict式が最も不正確であるとの指摘がある．そのため，現状としては，modified Penn-State式を使用し，消費エネルギーを推定し，その60～

(注) Penn State：
60歳未満：RMR（kcal/day）＝MSJ（0.96）＋Tmax（167）＋VE（31）－6,212
60歳以上：RMR（kcal/day）＝MSJ（0.71）＋Tmax（85）＋VE（64）－3,085
The MSJ[9] equations：
……男性（kcal/day）＝5＋10×weight（kg）＋6.25×Ht（cm）－5×age（year）
……女性（kcal/day）＝－161＋10×weight（kg）＋6.25×Ht（cm）－5×age（year）
MSJ：Mifflin-St Jeor equation（below），VE：minute ventilation（L/min），Tmax：至近の24時間での最高体温，RMR：resting metabolic rate（安静時代謝率）

70％を目標とすることが次善の策であろう.

ただ実際のところ modified Penn-State 式はかなり煩雑である．そのため理想体重の20～25kcal/kg/day や実体重の11～14kcal/kg/day でも入れ過ぎにはならないので，それを用いて栄養管理を開始することはさほど問題にはならないと考えられる．米国静脈経腸栄養学会（American Society for Parenteral and Enteral Nutrition：ASPEN）/米国集中治療医学会（Society of Critical Care Medicine：SCCM）[4] では BMI＞50 の症例では22～25kcal/kg/理想体重/day を推奨し，BMI 30～50 の症例では11～14kcal/実体重 kg/day を推奨している.

日本集中治療医学会のガイドライン[6] では20～25kcal/理想体重 kg/day としている.

■ エネルギー投与量の計算式

身長170cm（理想体重63.6kg）の症例が

A：体重150kg，BMI 52 の場合

・ASPEN/SCCM 基準では 22～25kcal/理想体重 kg/day＝22～25×63.6＝1,399～1,590 kcal/day

・我が国のガイドラインでは 20～25kcal/理想体重 kg/day＝20～25×63.6＝1,272～1,590kcal/day

B：体重90kg，BMI 31.1 の場合

・ASPEN/SCCM 基準では 11～14kcal/実体重 kg/day＝11～14×63.6＝990～1,260 kcal/day

・我が国のガイドラインでは 20～25kcal/理想体重 kg/day＝20～25×63.6＝1,272～1,590kcal/day

上記のように，この2つの基準の間での推定値は大幅には変わらず，通常の決め方20～25kcal/実体重 kg/day（体重150kg だと3,000～3,750kcal/day）よりは少ないため，日本版重症患者の栄養ガイドライン[6] にて示した20～25kcal/理想体重 kg/day は先行研究を参考に策定[7] されたが，現実的に使いやすい式と考えられる.

Q 蛋白投与量は？

A 1.2g/実体重 kg/day を目標.

十分な蛋白を投与することは生命予後，機能予後的に非常に重要と考えられる．後方視的観察研究では，BMI＞40 の群では理想体重2.0g/kg/day では不十分であるというデータもあり，2.5g/理想体重 kg/day を推奨されているが，尿中窒素を測定して窒素バランスが正になるように調整することも検討する.

日本版重症患者のガイドラインでは単純化のために1.2g/実体重 kg/day を目標とすることとしている．これは，BMI ごとに目標投与量を変えることがやや煩雑であること，いずれにせよ推定であり，尿中窒素で調整することを前提とするため，先行研究[7] を参考にこのように単純化した.

■ 蛋白投与量の計算式

170cm の症例が

A：体重150kg，BMI 52 の場合

・ASPEN/SCCM 基準では 2.5g/理想体重 kg/day＝2.5×63.6＝159g/day

・我が国のガイドラインでは 1.2g/実体重 kg/day＝1.2×150＝180g/kg

B：体重90kg，BMI 31.1 の場合

・ASPEN/SCCM 基準では 2.0g/理想体重 kg/day＝2.0×63.6＝127g/day

・我が国のガイドラインでは 1.2g/実体重 kg/day＝1.2×150＝108g/kg

と大きくは外れていない．そして初期から目標投与量を投与できるわけではないため，初期は単純化して1.2g/実体重 kg/day を目標

とし，2〜3日で尿中窒素を測定し，目標投与量を調整して近づけていくことは合理的と考える．

症例提示

58歳，身長152cm，体重95kg，BMI 41（理想体重50.8kg）心筋梗塞，脳内出血後，片麻痺．ICU入室中からNSTによる栄養サポートを開始した．経口摂取は難しく，経鼻経管栄養を開始した．

■ **目標投与量の設定：**

計算式：

・エネルギーはASPEN/SCCMでは1,045〜1,330kcal/day
・日本版に合わせると1,016〜1,270kcal/day
・蛋白はASPEN/SCCMでは50.8×2.5＝127g/day，日本版だと1.2×95＝114g/day．
・結局，1,300kcal/day，蛋白110g/dayを目標とした．

実際の投与：白湯1,200mL，ソリタT3®500mL，生食200mL．栄養剤はペプタメンAF® 800mL（＝水分は560mL）ミルクプロテイン10を3包投与し，結局1,360kcal/day，蛋白は104g/day，水分は合計2,620mL投与．

■ **サポート開始1週間後酸素投与中止したため測定：**

間接熱量計による実測安静時消費エネルギー：1,600kcal/day，尿中窒素20g/day

窒素バランスを陽性にするためには20×6.5×1.25＝160gとかなりの蛋白を入れないといけないが，104g/dayの蛋白のみであった．

その後は経口摂取が開始されたこともあり経腸栄養（enteral nutrition：EN）中止し，エネルギーおよび蛋白投与は減少したため高蛋白ゼリーなどを使用開始した．

体重は1週間ごとに99kg→95kg→90.5kgと水分が抜け，その後は89kg，87kg，2ヵ月後78kgと徐々に減り，転院した．

［文 献］

1）Martino JL, Stapleton RD, Wang M et al：Extreme obesity and outcomes in critically ill patients. Chest 140：1198-1206, 2011

2）小原克彦：サルコペニア肥満．日老医誌 51：99-108, 2014

3）Kim GS, Im E, Rhee JH：Association of physical activity on body composition, cardiometabolic risk factors, and prevalence of cardiovascular disease in the Korean population（from the fifth Korea national health and nutrition examination survey, 2008-2011）. BMC Public Health 17：275, 2017

4）McClave SA, Taylor BE, Martindale RG et al；Society of Critical Care Medicine；American Society for Parenteral and Enteral Nutrition：Guidelines for the Provision and Assessment of Nutrition Support Therapy in the Adult Critically Ill Patient：Society of Critical Care Medicine（SCCM）and American Society for Parenteral and Enteral Nutrition（A.S.P.E.N.）. JPEN J Parenteral Enteral Nutr 40：159-211, 2016

5）Alberda C, Gramlich L, Jones N et al：The relationship between nutritional intake and clinical outcomes in critically ill patients：results of an international multicenter observational study. Intensive Care Med 35：1728-1737, 2009

6）日本集中治療医学会重症患者の栄養管理ガイドライン作成委員会：日本版重症患者の栄養療法ガイドライン：病態別栄養療法．日集中医誌 24：569-591, 2017

7）Choban PS, Burge JC, Scales D et al：Hypoenergetic nutrition support in hospitalized obese patients：a simplified method for clinical application. Am J Clin Nutr 66：546-550, 1997

特集 エキスパートに学ぶ栄養管理のすべて

トピックス編—その常識は正しいか？—

静脈栄養（parenteral nutrition）
—その常識は正しいか？—

製鉄記念八幡病院 救急・集中治療部 海塚安郎

Key words 静脈栄養，中心静脈栄養，投与エネルギー量測定，栄養障害リスク

point

▶ 優先すべき投与ルートは経腸栄養であるので，経腸投与が実施できない，もしくは栄養投与量が不足する場合に静脈栄養を開始する．

▶ 栄養療法の開始にあたり投与エネルギー・組成を設計するが，その際，静脈栄養では消化吸収を経ず，直接静脈内に投与するため，急性期の投与エネルギーは，経腸栄養時の80%程度とする．

▶ 静脈栄養は医師が積極的に組成・水分などを処方設計する必要があり，症例ごとに臓器機能，侵襲の持続を考慮し投与エネルギー，各栄養素の多寡を決定する．

▶ 末梢静脈では，浸透圧比3以上の輸液製剤は血管障害のため投与できず，中心静脈経由では濃度の如何にかかわらず投与可能である．栄養輸液製剤の浸透圧はブドウ糖液濃度に依存し，結果として投与水分量の多寡に関連する．

▶ 静脈栄養実施時，末梢静脈，中心静脈カテーテルいずれでも，カテーテル関連感染症のリスクがあることに留意する．

▶ 複雑な病態時には，静脈栄養に精通したスタッフ（上級医師，薬剤師）にコンサルトのうえ，安全域を見越した処方設計を行う（over-feeding の回避）．開始後はモニタリングを繰返し，至適栄養に向けた処方調整を行う．

はじめに

この項を記載するにあたり，便宜的に静脈栄養の定義を「投与エネルギーが400〜500kcal/day以上で，三大栄養素，各種電解質，ビタミン類の一日必要量の一定割合が，一定期間内（例：脂肪乳剤は20%100mLを週に1〜2回）に含有されている輸液の投与」とします．

Q 重症病態で静脈栄養を投与するときはどのような場合であり，経腸栄養に比較して本当に有効なのでしょうか？

A 経腸栄養が実施できない場合であり，適切な静脈栄養で十分な効果を得ることができます．そのためには重症病態急性期の栄養療法，そして静脈栄養の本質を理解する必要があります．以下に3つのポイントを列記します．

■ 1．静脈栄養の開始を決定するまで

まず重症患者に栄養療法を実施する場合の手順を確認しておきます．**図1**に示す臨床栄養概念図のような流れで栄養療法の要否を決定し，栄養介入の必要がある症例では，**図2**[1]に示した各項目を順序良く選択する必要があります．そのなかで投与ルートは，"If the gut works, use it（腸が使える場合は腸を使え！）"が基本です．重症患者では，挿管呼吸管理をされている症例が多数を占めており，急性期には自発的な経口摂取を期待することはできません．そのような場合は，強制投与により栄養療法を開始します（**表1-2.**）．経腸栄養が可能な重症患者では，経胃管からの経腸栄養を入室後48時間以内，できれば24時間以内に開始する早期経腸栄養が，感染性合併症の少なさなどから推奨されています．

しかしながら入室時，経腸栄養が相対的/絶対的禁忌（**表2**）であり，症例によりその期間は異なりますが，経腸栄養が全く実施できない場合，もしくは，どのような工夫をしても経腸栄養の投与エネルギー量が目標設定値に到達できない場合（エネルギーおよび栄養素の累積負債増加）では，不足分を補充するための（＝補完的）静脈栄養（supplemental parenteral

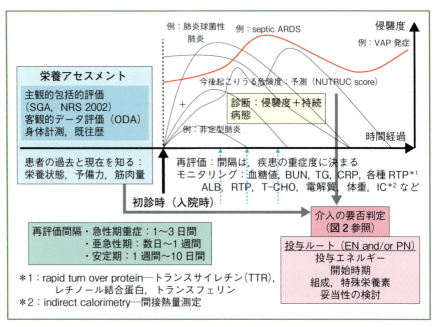

図1 臨床栄養概念図
入院症例に栄養療法を考慮する場合の侵襲度/時間経過による入院時および入院中の栄養アセスメントの位置づけ．重症症例ではしばしば入院時の各種データに目を奪われ，入院前の栄養状態を含めた入院時栄養アセスメントが実施されていない．特に高齢者では個別性の評価が重要．

*1：rapid turn over protein—トランスサイレチン（TTR），レチノール結合蛋白，トランスフェリン
*2：indirect calorimetry—間接熱量測定

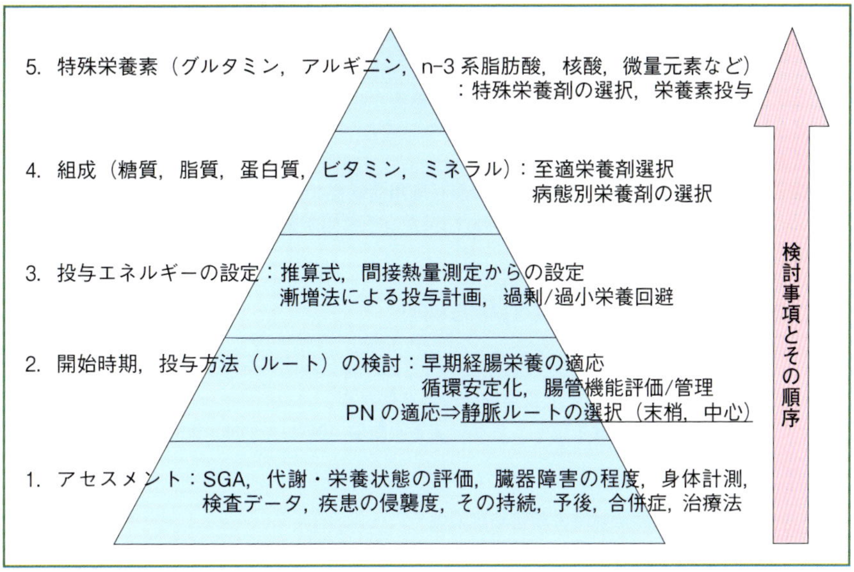

図2 栄養療法時の検討事項とその優先順位

栄養療法開始後もその効果・副作用を確認するためアセスメントを繰返し，至適栄養療法に向かう。

（文献1を参照して作成）

5. 特殊栄養素（グルタミン，アルギニン，n-3系脂肪酸，核酸，微量元素など）：特殊栄養剤の選択，栄養素投与

4. 組成（糖質，脂質，蛋白質，ビタミン，ミネラル）：至適栄養剤選択 病態別栄養剤の選択

3. 投与エネルギーの設定：推算式，間接熱量測定からの設定 漸増法による投与計画，過剰/過小栄養回避

2. 開始時期，投与方法（ルート）の検討：早期経腸栄養の適応 循環安定化，腸管機能評価/管理 PNの適応⇒静脈ルートの選択（末梢，中心）

1. アセスメント：SGA，代謝・栄養状態の評価，臓器障害の程度，身体計測，検査データ，疾患の侵襲度，その持続，予後，合併症，治療法

検討事項とその順序

表1 入院患者の栄養摂取ルート

重症患者急性期には，栄養介入症例では原則強制栄養で開始する。経腸栄養剤は，栄養剤の種類と投与量を決定すると三大栄養素，ビタミン，微量元素までもれなく投与される。しかし，静脈栄養では合成された栄養素の混合物であり，既製の製剤であってもその組成内容を確認する必要がある。また，病態改善後は，食事（自由摂食）が開始されるが，重症病態改善後の至適栄養摂取への介入は，強制介入以上に難渋することが多い。栄養療法の連続性，不可避性が重症患者の他の管理法と異なる点である。

1. 自由摂食（経口摂取） 　　多数の因子が摂食量を規定している		2. 強制栄養 　　工夫すれば目的量可能	
・治療，薬剤，検査 ・嗜好，配膳の見た目 ・味覚，臭覚 ・気分，体調，消化器症状 ・性格，家族，病室隣人 ・担当医療スタッフ		投与ルート ●経消化管 　・胃管　　　・空腸留置 　・胃瘻　　　・空腸瘻 ●経静脈 　・中心静脈 　・末梢静脈	
決定事項	・組成，量，盛り付け，提供回数 ・味付け（？） ・病院食（普通，特食，治療食） ・補食，間食，持ち込み，PPN	決定事項	・総投与熱量，水分容量 ・組成（蛋白質，炭水化物，脂肪），ミネラル，ビタミン，微量元素，機能的栄養素．投与法（間欠，持続）

---

nutrition：SPN）が適応となります。つまり静脈栄養は，次善の栄養投与ルートになります。

当然ながら，静脈栄養を選択する場合には，薬剤ですので処方により開始時期，投与エネルギー量，および増量法を指示することになりますが，その根拠とすべきは，症例の入室時栄養評価，臓器障害の有無，侵襲の程度，その持続の予想です。ですから，処方症例で栄養療法に一定の成果を得るには，原疾患治療の臨床力，各症例のリスク評価に加え，静脈栄養に関する知識と経験を必要とします。最新のエビデンスに基づき，「推奨」が記載された栄養療法のガイドラインは参考にはなりますが，特に静脈栄養ではエビデンスが明確に提示できない項目が多いのが現状です（**表3**[3]，**4**[4,6]）。結果として，各医師の臨床経験が反映されたものとなります。

表2　静脈栄養の適応

a. 絶対的適応

1. 消化管が機能していない場合（重度の腸管麻痺や吸収不良症候群など）
2. 消化管の使用が不可能あるいはすべきでない場合〔ドレーンが留置されていない消化管縫合不全，非閉塞性腸管虚血症（NOMI*）などが疑われるなど〕
3. 難治性の下痢や嘔吐（長期の絶食後の腸管廃用症候群など）
4. high output の消化管瘻（損傷腸管の肛門側からも経腸栄養ができない）
5. 消化管閉塞
6. 短腸症候群（腸管切除術後急性期）
7. 腸管の安静を要する場合（炎症性腸疾患極期）

b. 相対的適応**

排便処置，腸管蠕動促進薬などで経腸機能改善をはかる
1. 経口・経腸栄養で十分量を投与できない腸管不耐症（嘔吐，下痢，腹痛の発生）
2. 外科周術期
3. 消化管出血活動期
4. 抗癌剤使用や放射線照射時の腸管粘膜損傷
5. 重症感染症（ショックの遷延，循環動態が不安定，経腸栄養による腹痛）
6. 急性重症膵炎（原則空腸チューブ留置による経腸栄養が望ましい）
7. その他：循環動態不安定（例：PCPS***＋ノルアドレナリン＞0.3γ），腸管蠕動低下による腹部症状（腹痛，腹満，便秘の継続，胃管廃液の増量＞500〜 800 mL/day）

＊NOMI：nonocclusive mesenteric ischemia
＊＊：重症患者急性期では交感神経過緊張状態であり，腸管蠕動は抑制されている.
＊＊＊PCPS：percutaneous cardiopulmonary support（経皮的心肺補助）　　　　　（文献2を参照して作成）

■ 2. ICU における静脈栄養：病態に基づき症例に則した静脈栄養ができる

重症疾患では，その原因疾患自体もしくは病態により適切な静脈栄養を必要とする症例は，必ず存在します.

周術期の静脈栄養と集中治療室（intensive care unit：ICU）における重症病態の静脈栄養の差異を明確に認識しておく必要があります. 腸管が使用できない場合の周術期で，十分量の栄養投与が必要な場合には，麻酔科に**中心静脈カテーテル**（central venous catheter：CVC）挿入を依頼し，既成の**中心静脈栄養**（total parenteral nutrition：TPN）製剤を必要量処方（例：TPN キット 2 号液 1,500 mL＋20％脂肪乳剤 100 mL）することで，特段の問題なく血糖値のモニタリング程度で TPN が実施できます.〔CVC は，よく訓練された感染管理看護師（infection control nurse：ICN）により管理・観察されています〕.

しかし，既に蘇生輸液を実施され体内水分外液量が過剰である，心不全もしくは呼吸不全による肺酸素化障害がある，原疾患による腎機能障害が認められる，などの重症病態下では，各症例の病態を反映した静脈栄養が必要になります. そのためには静脈栄養の利点・欠点および制限を知り，安定し，安全確実に実施できる処方の知識・技量および経験が必要になります. このことが，重症病態で静脈栄養の有効性を示しうる前提になります.

また筆者自身が臨床の現場で感じることとして，静脈栄養が少なからず

表3 日本版重症患者の栄養療法ガイドラインの静脈栄養関連Q&Aのまとめ

	CQ	A	推奨
第2章 栄養管理の実際　　C. 静脈栄養			
1	静脈栄養の適応患者は？	重症化前に低栄養がない患者において，初期1週間に経腸栄養が20kcal/hr以上投与できれば，目標量達成を目的とした経静脈栄養を行わないことを弱く推奨する	2B
2	静脈栄養の開始時期は？	持続的な経腸栄養によるエネルギー投与量が平均20kcal/hr未満の症例での静脈栄養の開始時期は明確ではない	unknown field
3	静脈栄養のエネルギー投与量は？	急性期における静脈栄養の至適エネルギー投与量は明確ではない	unknown field
4	静脈栄養時の組成はいかにすべきか？	静脈栄養を実施する場合にはブドウ糖輸液単独では行わないことを弱く推奨する	1C
5	ビタミン，微量元素の投与を行うべきか？	総合ビタミン剤，微量元素製剤の通常量の投与を強く推奨するが，投与推奨量を決定する十分なデータはない	1B
		refeeding syndromeを起こすことが予測される患者には血中リン，マグネシウム，カリウムのモニタリングを推奨する	1C
6	静脈栄養時に，中心静脈アクセスを使用すべき場合は？	中心静脈ルートは，浸透圧比3以上の輸液製剤を用いる場合に使用することを強く推奨する	1D
F. 補足的治療			
4	分枝鎖アミノ酸（branched chain amino acids：BCAA) rich な静脈栄養の投与をするか？	一般的に重症患者に対するBCAA rich な静脈栄養の投与はしないことを弱く推奨する	2B
	1. 脂肪乳剤の投与速度と投与量は？	脂肪乳剤投与に関して，投与速度はTG 0.1〜0.2g/kg/hrまで，投与量は0.7〜1.5g/kg/dayを超えないようにすることを弱く推奨する	2C
6	2. 脂肪乳剤はいつ，どんな種類のものを投与するか？	経腸栄養が施行できていれば，大豆由来の脂肪乳剤の投与を控えることを弱く推奨する	2C
		経腸栄養が施行できていない場合，静脈栄養が10日間以内であれば，大豆由来の脂肪乳剤の投与を控えることを弱く推奨する	2C
		経腸栄養が施行できていない場合，静脈栄養が10日間以上であれば，大豆由来の脂肪乳剤を投与するべきであるが，至適な投与量に関する根拠は不十分である	unknown field
		栄養不良が基にある重症患者では，大豆由来の脂肪乳剤を投与するべきであるが，至適な投与量に関する根拠は不十分である	unknown field

推奨記述：接頭数字1；強く，2；弱く．アルファベット；エビデンスレベルの強さ（A：強→D：弱）（文献3より作成）

躊躇される空気があります．その一因としてはここ十数年来，院内チーム医療として栄養サポートチーム（nutrition support team：NST）が多数の施設で設立され，栄養療法の適正化を目指し，前述の"If the gut works, use it"のスローガンの下，経腸栄養の有効性が喧伝されています．それ以前の入院患者に対する静脈栄養偏重に対する批判は，当を得たものであり，これ自体は至極まっとうな活動，主張です．また，CVCによる**カテーテル関連感染症**に対して，院内感染対策チーム（infection control team：ICT）の啓発もあり，リスクの側面を過大に捉えている医師も存在

表4　SCCM/ASPEN 成人重症患者栄養療法ガイドライン 2016

G. PN を投与する場合			
	CQ	A	エビデンスの質
G1.	栄養リスクが低い成人重症病態症例では，いつから PN 開始すべきか？	低栄養リスク（例：NRS 2002 ≦3 もしくは NUTRIC score ≦5 など）症例では，自己の経口摂取，早期 EN が実施不能の場合でも，ICU 入室後の最初の 7 日間には，PN のみの投与は控えることを提案する	very low
G2.	栄養リスクの高い成人重症病態症例では，いつから PN 開始すべきか？	栄養リスクが高い症例（例：NRS 2002 ≧5 もしくは NUTRIC score ≧5 など）または重度の栄養障害がある症例で，EN が実施できない場合には，ICU 入室次第，ただちに PN を開始すべきであると提案する	expert consensus
G3.	栄養リスクの高い症例，低い症例いずれにおいても，EN の投与エネルギー量もしくは蛋白が目標値に達しない場合の，補足的 PN 開始の至適タイミングはいつか？	EN でエネルギーおよび蛋白投与が必要量の 60% 以下の場合には，栄養リスクの高低にかかわらず，その状態が 7～10 日に及ぶ場合には補足的 PN 投与を推奨する．EN を投与されている重症病態症例に対し，7～10 日以前に補足的 PN を開始しても，予後を改善せず，患者に有害な可能性がある	moderate
H. 適応症例で PN の有効性を最大限発揮させる			
H1.	PN が適応となる症例では，どのような治療戦略で望むべきか？	プロトコルの作成と栄養サポートチームを運用することで，PN の有効性を最大限にし，そのリスクを削減する戦略を取り入れることを提案する	expert consensus
H2.	PN の適応症例（ハイリスク，重度の栄養障害）では，ICU 入院の最初の 1 週間で栄養投与量を調整する必要があるか？	PN の適応症例では，その期間では，PN 適応症例では低エネルギー（≦20kcal/kg/day もしくは，算出値の 80%）と適切な蛋白投与（蛋白投与量≧1.2/kg/day）の検討を提案する	low
H3.	大豆ベースの静脈投与用脂肪乳剤（intravenous fat emulsions：IVFEs）は，ICU 入室の最初の 1 週間に投与すべきであるか？ （H3. のこれ以下の設問は，我が国では中鎖脂肪酸，オリーブオイル，魚油由来の IVFEs 製剤がないため略）	大豆由来の IVSFs は，重症患者で PN を施行する症例における初期 1 週間までは，保留することを提案する．ただし，必須脂肪酸欠乏が懸念される場合は，最大 100g/week（しばしば 2 回/week 投与）を上限とする	very low
H4.	製剤として市販されている PN（既製 PN）は，院内調合された PN と比較し使用する利点はあるか？	両者には，臨床予後に影響する差はない	expert consensus
H5.	血糖管理目標値は？	目標血糖値をゼネラル ICU では 140 もしくは 150～180mg/dL とすることを提言する	moderate
H6.	静脈投与用グルタミン製剤を使用すべきか？ （本邦未発売）	ICU 症例へ，ルーチンに静脈投与用グルタミン製剤の投与をしないことを推奨する	moderate
H7.	すでに PN を投与されている症例が，EN の耐用性が増している場合には，いつ PN を終了すべきか？	EN への耐用性が増した場合には，PN 投与量を減量し，患者が目標投与エネルギーの 60%以上を EN から摂取した時点で PN を終了するよう提案する	expert consensus

（文献 4，6 を参照して作成）

します.

結果として，本来は CVC を挿入して TPN 製剤（浸透圧比＞4 であり末梢投与は不可）を投与することで，より良い結果が期待できる症例に対しても経腸栄養を優先し，吸収不良，嘔吐・下痢，腹部症状を招いた結果，栄養投与の中断を余儀なくされ，末梢静脈から時期を逸した不十分量/組成の末梢静脈栄養（peripheral parenteral nutrition：PPN）が実施され，患者・医療者ともに不満足な結果となる症例を目にすることが少なくありません．適応を見極め，適切な静脈栄養が実施できることの重要性が ICU 内でも希薄になっているように感じます.

栄養療法のトレンドの振り子が，経腸栄養に振れた時期に研修を受けた医師は，静脈栄養を実施する機会が減り，その結果真の有効性を知らず，上記の静脈栄養の正しい知識を習得する機会を逸し，正しい方法論を学んでいないのではないかと感ずることがあります.

適切な静脈栄養が実施できる（＝臨床的アウトカムを示せる）ことは，重症患者治療の基本です.

■ 3. 静脈栄養は薬剤処方

静脈栄養剤は薬剤であり，まず開始時に，病態，臓器機能，検査値などを鑑み，医師が栄養投与計画（日々のエネルギー量，組成，水分量など）に基づき処方箋を記載する能動的な作業を必要とします．経腸栄養では，選択した栄養剤の組成を調整することは原則的にはできません．逆に静脈栄養では，薬剤として作製されていない栄養素（グルタミン，ω-3 系脂肪酸，微量元素のセレンなど）の投与はできません．既製の TPN 製剤は安全域が広く作製されていますが，重症病態急性期にそぐわない部分（アミノ酸含量，水分負荷量過多）もあります．毎日の処方内容をカルテに記載し，体重の変化，尿量，各種検査値の**モニタリング**を行い，病態の変化に合わせ，至適静脈栄養が実施できるようになると，既製の TPN 製剤の安全域をもった処方コンセプトも理解できます．それを知ったうえで，例えば既成の TPN 製剤にどう工夫（例：TPN キット 3 号輸液の投与速度を減じて，輸液残を廃棄しエネルギー量を調整し，アミノ酸を追加）すれば，リスクを減らし有効性を増す処方となるかを計算することも大切です.

抗菌薬に凝るように，静脈栄養の組成にも工夫して，縦横に駆使できる臨床力を身につけてください．わからないことは，静脈栄養に精通した医師，薬剤師に確認することが重要です．特に電解質を基本液に追加する場合は，輸液の **pH** で**析出**する危険（カルシウムとリン）があるので必ず薬剤師に確認してください.

当然ながら重症患者の栄養療法全般についての詳細は，もう一度日本版重症患者の栄養療法ガイドライン[3] および，日本版重症患者の栄養療法ガイドライン；病態別栄養療法[5] で確認してください．解説にも「ためになる」ことが書いてあります.

静脈栄養の開始時期は入室後どの時点がベストで，そのときの投与エネルギーは？

 症例ごとに開始の推奨時期が異なります．その決定因子は，入院前栄養状態，入室前2週間程度の栄養摂取状況〔**主観的包括的栄養評価アセスメント（subjective global assessment：SGA）などで評価**〕，原因疾患の重症度〔modified NUTRIC（Nutrition Risk in Critically ill）Score[8]（表5）などで評価〕，侵襲の持続予想により決定されます．

表5 NUTRIC Score
本スコアは，積極的な栄養療法によって改善する可能性があり，重症患者に発生する可能性がある有害事象のリスクを定量化するために設計されている．スコアは，6項目の点数を加算し1から10まで計算される．IL-6を測定しない場合 modified NUTRIC Score となり，9点満点となる（高得点ほど予後不良）．

項 目	範 囲	点 数
年齢	＜50	0
	50～＜75	1
	≧75	2
APACHE Ⅱ	＜15	0
	15～＜20	1
	20～28	2
	≧28	3
SOFA	＜6	0
	6～＜10	1
	≧10	2
併存症数	0～2	0
	≧2	1
入院からICU入室までの日数	0～＜1	0
	≧1	1
IL-6	0～＜400	0
	≧400	1

合計点数	分 類	説 明
a．IL-6を測定		
6～10	ハイスコア	・より予後不良な臨床転機（死亡，人工呼吸器装着）に関連する ・積極的な栄養療法の恩恵を受ける可能性が最も高い症例
0～5	ロースコア	栄養障害のリスクが低い症例
b：IL-6を測定していない＊（modified NUTRIC Score）		
5～9	ハイスコア	・より予後不良な臨床転機（死亡，人工呼吸器装着）に関連する ・積極的な栄養療法の恩恵を受ける可能性が最も高い症例
0～4	ロースコア	栄養障害のリスクが低い症例

＊：ルーチンにIL-6を測定していない場合には，計算しなくても可とする；NUTRICスコアの予後予測にほとんど影響しないことがわかっている．

（文献6を参照し，文献8より作成）

当然，高度侵襲/入院前栄養障害症例では，逸失エネルギー累積の影響を考慮し，静脈栄養を開始する時期は前倒しになり，急性期設定エネルギーへの漸増速度は速くなります．

逆に，経腸栄養が実施できない症例で，栄養評価で栄養障害がなく，7日程度で経腸・経口栄養が再開できる目処が立っていれば，その期間は無理に静脈栄養を実施せず，蛋白質節約効果を目的に維持輸液からの400 kcal/day程度のブドウ糖投与で十分です．

急性期投与エネルギー設定値に関しては，予後を改善しうる至適投与量の設定に関しては明確ではありません．現状では，**over-feeding**の回避を念頭に決定されるべきということです．特に急性期7〜10日までのSPNは，EPaNIC Trial[9]の結果およびその後解析[10]からも慎重であるべきです．

加えて，経腸栄養と比較し静脈栄養は，消化/吸収という生理的経路を経ず，門脈経路でなく肝臓に直接栄養素が到達する直接性の点から，経腸栄養よりも減じた（×0.8程度？）エネルギー量を設定すべきであると考えます．

■ 1. ICU 症例における PN vs EN の大規模 RCT

次に静脈栄養（parenteral nutrition：PN）と経腸栄養（enteral nutrition：EN）を比較した大規模無作為化比較試験（randomized controlled trial：RCT）の結果を見てみます．

(1) CALORIES trial（2014）[11]

PN，ENどちらも選択可能な英国の33のICUに入室した成人症例〔登録2,400症例：解析2,388症例，年齢：平均63歳，肥満指数（body mass index：BMI）：28±7.4，APACHE Ⅱ score：19.6±7.0〕をPN群（1,191症例）とEN群（1,197症例）の二群に割り付けました．栄養投与プロトコールは入室から36時間以内に栄養療法を開始し，5日間継続しました．投与エネルギーは25 kcal/kg/dayとし，48〜72時間で目標値に到達する設計です．主要評価項目は30日全死亡率としました．

結果は，30日時点ではPN群で1,188例中393例（33.1%）が，EN群で1,195例中409例（34.2%）が死亡しました〔相対危険度（relative risk：RR）0.97，95%信頼区間（confidence interval：CI）0.86〜1.08，p=0.57〕．EN群と比較して，PN群は低血糖〔44例（3.7%）vs 74例（6.2%），p=0.006〕と嘔吐〔100例（8.4%）vs 194例（16.2%），$p<$0.001〕が有意に減少しました．PN群とEN群で感染症合併平均数（0.22 vs 0.21，p=0.72），90日死亡〔442/1,184（37.3%）vs 464/1,188（39.1%），p=0.40〕，その他14の副次評価項目，有害事象発生率に有意差はみられませんでした．ほとんどの症例において目標投与量を達成しませんでした（平均80%程度）が，両群間でカロリー投与量は同等でした．結論は，成人重症患者の早期栄養療法の投与経路（PNとEN）に関連した30日死亡率に有意差はみられません．

CALORIES trial では，これまでの報告と異なり感染性合併症が，各々の感染症別でも差がないことは驚きです．一定のレベルで，患者管理がなされている ICU では初期 7 日間程度の初期栄養療法は，「漸増法で，結果として 20 kcal/kg/day を入室 48〜72 時間で目指す栄養管理」は，PN と EN で差がないと考えられます．ちなみに，検討対象のなかの高度の栄養障害症例の割合は，6.7％です．

(2) NUTRIREA-2 trial（2017）[12]

執筆時点では，最新の報告です．フランスの 44 の ICU に入室した，ショックのため挿管呼吸管理，昇圧薬を使用された 18 歳以上の症例〔年齢：66±14 歳，男性：67％，BMI：27.9±7.0，sequential organ failure assessment（SOFA）：11±3〕で，早期（挿管後 24 時間以内に開始）PN と EN に割り付け比較したオープンラベル RCT です．設定目標は 20〜25 kcal/kg/day としました．主要評価項目は，28 日目の死亡率です．

この trial では，2 回目の中間解析の結果，データ安全監視委員会が，これ以上登録症例を増やしても治験結果を変えることはないとし，患者登録の中止を勧告しました．それまでの登録症例は 2,410 症例（EN 群 1,202 名，PN 群 1,208 名）でした．結果は，28 日までに EN 群で 1,202 例中 443 例（37％），PN 群で 1,208 例中 422 例（35％）（絶対差：2.0％，95％CI：－1.9〜5.8，$p=0.33$）．ICU 感染症の累積発生率は，EN 群〔173（14％）〕と PN 群〔194（16％），hazard ratio（HR）：0.89（95％CI 0.72〜1.09，$p=0.25$）．PN 群と比較して，EN 群は以下の消化器症状の累積発生率が有意に高くなりました．嘔吐〔406（34％）vs 246（20％），HR：1.89（1.62〜2.20），$p<0.0001$〕，下痢〔432（36％）vs 393（33％），1.20（1.05〜1.37），$p=0.009$〕，腸虚血〔19（2％）vs 5（1％），3.84（1.43〜10.3），$p=0.007$〕，急性結腸偽閉塞〔11（1％）vs 3（1％），3.7（1.03〜13.2），$p=0.04$〕．

以上から，ショックを有する重篤な成人 ICU 症例では，早期 EN は死亡率または二次感染のリスクを減少させませんでしたが，PN 群と比較して消化器合併症のリスクが高くなりました．より重症度の高い症例の検討でも PN が劣ることはありませんでした．

こちらの静脈栄養投与プロトコールも CALORIES trial と同様です．我が国とは症例の体格は異なりますが，一つの目安となります．

■ 2. 日米ガイドラインの記述

また，臨床現場において，この問題に関する勘違いを頻繁に見聞します．いつの間にか，どのような高齢，栄養障害症例，重症症例であっても，「早期経腸栄養は必要だがそれが実施できず，静脈栄養を選択せざるを得ない場合では，栄養投与のリスクを回避するため 1 週目以降から徐々に開始したほうが良い」といったものです．確認のため日米の重症患者栄養ガイドラインの静脈栄養の項を抜粋します．

日本版重症患者の栄養療法ガイドライン[3]（表3）に加え，最新のガイドラインである米国集中治療医学会（Society of Critical Care Medicine：SCCM）/米国静脈経腸栄養学会（American Society for Parenteral and Enteral Nutrition：ASPEN）成人重症患者栄養療法ガイドライン2016[4]の静脈栄養に関する推奨（表4）を抜粋します．また，そこで触れられている，栄養リスクの評価法〔**NRS（nutritional risk screening）2002**[7]，**NUTRIC Score**[8]〕を紹介しておきます（表5，**表6**）．参考にしてください．

日本版重症患者の栄養ガイドラインでは，全般的に静脈栄養に関する推奨は消極的な印象を受けます．一方，SCCM/ASPEN成人重症患者栄養療法ガイドライン2016では，症例によっては積極的な静脈栄養を推奨しています．ただし，いずれもexpert consensusです．

ガイドラインの各項目をしっかり確認し，都合の良いところをだけをつまみ食いすることはやめましょう．

表6　NRS 2002
目的は栄養不良の存在，入院中栄養不良の進展リスクを検出すること．

a：初期スクリーニング

1	BMI<20.5？	yes	no
2	患者はこの3ヵ月で体重が減少した？		
3	この1週間で，経口摂取量が減少した？		
4	重症疾患に罹患している？		

yes：いずれかの項目でyesの場合，bに進む
no：いずれの項目でもnoの場合には，1週間隔で再度スクリーニング．メジャー手術が予定されている症例などでは，予防的な栄養ケア計画がリスク回避の目的で考慮されるべきである

b：最終スクリーニング

栄養障害の程度		疾患の重症度（≈栄養所要量増加）	
無し スコア0	栄養状態正常	無し スコア0	通常の栄養所要量
軽度 スコア1	体重減少が3ヵ月で>5%もしくは，前週に比べ経口摂取量が50〜75%に減少	軽度 スコア1	頸部骨折，慢性疾患なかでも急性合併症発症：肝硬変，COPD，透析，糖尿病，腫瘍
中等度 スコア2	体重減少が2ヵ月で>5%もしくはBMI 18.5〜20.5＋全身状態不良もしくは前週に比べ経口摂取量が25〜60%に減少	中等度 スコア2	腹部大手術，脳血管障害，重症肺炎，血液系悪性疾患
重度 スコア3	体重減少が1ヵ月で>5%（3ヵ月で>15%）もしくはBMI<18.5＋全身状態不良もしくは前週に比べ経口摂取量が0〜25%に減少	重度 スコア3	頭部外傷，骨髄移植，重症患者（APACHE Ⅱ>10）
スコア：	＋　　　　　スコア：	＝総スコア	
年齢	70歳以上の場合には，総スコアに1を加える	＝年齢補正スコア	

スコア≧3：患者は栄養リスクがあり，栄養療法を開始する
スコア<3：1週間隔で再度スクリーニングを実施する．メジャー手術が予定されている症例などでは，予防的な栄養ケア計画がリスク回避の目的で考慮されるべきである

（文献6を参照し文献7より作成）

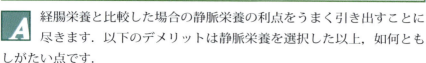

経腸栄養と比較した場合の静脈栄養の利点をうまく引き出すことに尽きます．以下のデメリットは静脈栄養を選択した以上，如何ともしがたい点です．

①腸管を使用しないことによる腸管インテグリティーの低下．
②消化・吸収を経ずに直接血管内に栄養素を投与する直接性によるリスク．
③中心・末梢静脈を確保し栄養輸液を投与する感染症のリスク．

それらを十分に理解したうえで，静脈栄養のメリットを活かす静脈栄養療法を栄養アセスメントに基づく患者個別性を反映し，実施することに尽きます．

図3に，急性期静脈栄養を実施する際に配慮すべき要素を経過表のかたちでまとめました．重症病態かつ栄養リスクが高度でなければ，これほど詳細に考慮する必要はありませんが，「静脈栄養の使い手」になるために，訓練としてここに記載している表を静脈栄養実施時に意識的に埋めてみてください．いろいろなことがわかります．

1．静脈栄養の開始を明確に

患者属性：診断名，併存症，栄養評価，疾患の侵襲度を記載します．これにより，栄養介入の時期，その強度（漸増法の増加速度，急性期目標エネルギー量）が決定されます．カルテに静脈栄養を選択する理由（つまり経腸栄養が実施できない理由）を記載します．

次に，投与ルート（末梢，中心静脈）を記載します．ここで注意が必要なことは，重症患者では，確実な輸液投与ルート，血管外漏出により組織障害を発生する可能性がある薬剤を使用するなどの理由により，ダブルルーメン以上のCVCが留置されています．静脈栄養を開始する場合でも，使用する静脈栄養輸液製剤の**浸透圧比**が3以下の輸液製剤でも，CVCから投与すること（末梢血管が確保できない場合を含みます）もあります．その場合も処方した静脈栄養の投与ルートを明記するほうが望ましいと考えます．表7：投与ルート〔末梢静脈*（peripheral venous：PV），中心静脈（central vein：CV）〕を参考にしてください．

2．投与計画に基づき処方内容を決定，開始する

必ず電卓を用意してください．計算で確認する習慣を付けてください．まず，現状維持液などからブドウ糖が何g，何kcal投与されているかを記載します．

次に，急性期（入室1週間〜10日目）の消費熱量から勘案したエネルギー投与，および蛋白（アミノ酸）投与量目標を記載します．推定（もしくは測定）消費熱量の概ね80％を目標値にします．ただし，入院前栄養

＊末梢静脈の耐用性は概ね＜900mOsm/Lである．血漿晶質浸透圧の正常値は275〜290mOsm/Lであり，等張である5％ブドウ糖液は278mOsm/Lである．15％ブドウ糖液を作成し，さらに電解質を混注すると，その浸透圧は当然900mOsm/Lを超えてしまう．市販の3号維持液（末梢投与可＝浸透圧比3）でブドウ糖濃度の最高値は12.5％である．TPNキット1号液の浸透圧濃度は4で，ブドウ糖濃度は12.0％である．ここに境界がある．

急性期栄養管理シート(静脈栄養を主とした場合)

氏名：	ID.	年齢　歳	性別：M／F	身長：　　cm	体重：　　kg（入室/健常時）	BMI
診断						
併存症						
既往症						

栄養評価(SGA,NRS2002,modifiedNUTRICScore等を使用する)
1.正常/2.栄養障害リスク/3.高度栄養障害
侵襲度(modifiedNUTRICScoreでは重症度を重要視)
1.低侵襲/2.中程度の侵襲/3.高度侵襲

入院病日	0	1	2	3	4	5	6
急性期設定投与エネルギー(kcal/day)/タンパク質量(g/day) 設定根拠:簡易式,H-B BEE,IC							
静脈栄養選択理由(表2から選択 ex.B-2)							
投与ルート(1.CV,2.PV,1+2)							
経静脈(PN)投与エネルギー(kcal/day)							
ブドウ糖(4kcal/g)		／	／	／	／	／	／
アミノ酸(4kcal/g)		／	／	／	／	／	／
脂肪(9kcal/g)		／	／	／	／	／	／
NPC/N(N=アミノ酸/6.25)							
ビタミン類(Vit)/微量元素(TM)							
栄養輸液の水分							
その他の輸液/薬剤/溶解液/輸血							
経腸栄養(EN)(－or 投与エネルギー/投与量)							
総投与エネルギー(PN+EN)(kcal/day)							

モニタリング(必要時適宜追加,低栄養症例では K,P,Mgを測定する)

	0	1	2	3	4	5	6
体重(kg(前回からの増減±kg)	kg(　kg)	kg(　kg)	kg(　kg)	kg(　kg)	kg(　kg)	kg(　kg)	kg(　kg)
血糖値(mg/dl)3-4検/day	／／／	／／／	／／／	／／／	／／／	／／／	／／／
BUN(mg/dl)							
中性脂肪(TG)(mg/dl)							
CRP(mg/dl)							
総コレステロール(T-CHO)(mg/dl)							
TLC[total lymphocyte count](/μl)							

栄養輸液処方内容(以下はあくまでモデル例)

処方	L/R	0	1	2	3	4	5	6
維持液(ブドウ糖5%加,0.2kcal/ml)		100ml/hr						
3%アミノ酸加ブドウ糖7.5%維持液 (G:0.42kcal/ml,Pro:0.12kcal[0.03g]/ml)		60ml/hr 40ml/hr	60ml/hr 40ml/hr	20ml/hr 40ml/hr				
TPNキット2号液+エレメンツ1V+ビタジェクト1キット (G:0.65kcal/ml,Pro:0.109kcal[0.027g]/ml)					60ml/hr	60ml/hr	60ml/hr	60ml/hr
10%分枝鎖アミノ酸(0.04kcal[0.01g]/ml)							8ml/hr	12ml/hr
20%脂肪乳剤(2.0kcal/ml,速度0.1g/kg/hr以下)						100ml	100ml	100ml

簡易式:25kcal/kg/day(体重は,理想体重以下は実体重,以上は理想体重)
H-B BEE:Harris-Benedict basal energy expenditure
IC: iindirect calorimetry(間接熱量測定による消費熱量値)
PV:peripheral vein
CV:central vein(PICC[peripherally inserted central venous catheter]を含む)

図3　静脈栄養訓練用シート

障害がなく，侵襲が軽度で，早期の回復が見込める場合には，初期1週間は500kcal/dayでも問題ありません．また，入室前に栄養のインバランスが明確（アルコール大酒家など）な場合には，総合ビタミン製剤，微量元素を早期から点混することを考慮してください．

表7 輸液製剤一覧（基本名称による分類）

病院により採用している製剤が異なり，それぞれ含有濃度が異なるので確認のこと（多くの病院で採用輸液製剤の組成一覧が作成されている）．
TPN製剤でも4種のパターンがあることに留意する．TPN輸液製剤のバッグには混注によるアミノ酸製剤の追加投与が可能である．
その場合は感染対策上，薬剤部のクリーンベンチでの混注を依頼することが望ましい．

	ブドウ糖	アミノ酸	脂肪	電解質	ビタミン類	微量元素	投与ルート（PV, CV）
電解質輸液							
細胞外液	−	−	−	＋	−	−	PV/CV
糖加外液（ブドウ糖1.0, 5%）	＋	−	−	＋	−	−	PV/CV
維持（3号）液（ブドウ糖4.3〜12.5%）	＋	−	−	＋	−	−	PV/CV
ブドウ糖輸液製剤							
5%, 10%ブドウ糖液	＋	−	−	−	−	−	PV/CV
50%, 70%ブドウ糖液	＋	−	−	−	−	−	CV
アミノ酸輸液製剤							
10%アミノ酸輸液	−	＋	−	−	−	−	PV/CV
脂肪乳剤							
10%, 20%脂肪乳剤	−	−	＋	−	−	−	PV/CV（末梢投与が望ましい．投与速度0.1g/kg/hr以下）
末梢静脈栄養（PPN）輸液							
3%アミノ酸加維持液 ビーフリード®，パレプラス®など	＋	＋	−	＋	＋/−	＋/−	PV/CV
中心静脈栄養（TPN）輸液							
TPNキット基本液（糖/電解質） ハイカリック®1〜3号，RFなど	＋	−	−	＋	−	−	CV
TPNキット（糖/電解質/アミノ酸） ピーエヌツイン®1〜3号，アミノトリパ®1, 2号など	＋	＋	−	＋	−	−	CV
TPNキット（糖/電解質/アミノ酸/脂質） ミキシッド®L, H	＋	＋	＋	＋	−	−	CV
TPNキット（糖/電解質/アミノ酸/総合ビタミン/微量元素） エルネオパ®1, 2号，フルカリック®1〜3号など	＋	＋	−	＋	＋	＋	CV
電解質補正用輸液製剤							
塩化ナトリウム注（1mol, 10%）	−	−	−	＋	−	−	PV/CV
塩化カリウム, KCL補正液など	−	−	−	＋	−	−	PV/CV
硫酸マグネシウム補正用	−	−	−	＋	−	−	PV/CV
リン酸ナトリウム補正液	−	−	−	＋	−	−	PV/CV
炭酸水素ナトリウム（メイロン®）	−	−	−	＋	−	−	PV/CV
グルコン酸カルシウム水和物（カルチコール®）	−	−	−	＋	−	−	PV/CV
その他							
微量元素製剤（エレメンミック®など）	−	−	−	−	−	＋	PV/CV
高カロリー輸液用総合ビタミン製剤（ビタジェクト®，マルタミン®など）	−	−	−	−	＋	−	PV/CV

投与目標量，臓器機能に基づき，その後の2～3日間の輸液製剤を選択し，その輸液量（輸液速度）を記載します．それにより，電卓で計算すれば，毎日の投与エネルギー，栄養素の投与量，水分量が決定されます．

　図3のday2では，（5％糖加維持液20mL＋3％アミノ酸加ブドウ糖7.5％維持液40mL/hr）を投与すれば，総エネルギー量〔ブドウ糖（96＋288＝384kcal），アミノ酸115.2kcal（28.8g）〕，非蛋白カロリー（non-protein calorie：NPC）/窒素比（nitrogen：N）＝384/（28.8/6.25）＝83.3，水溶性ビタミン（＋），微量元素リン，亜鉛（＋），栄養関連輸液水分量（1,440mL/day）がわかります．表7で確認すると現状の栄養輸液で「供給されていない栄養素」が判明します．

　表8は当院採用栄養輸液・関連薬剤一覧です．NST担当薬剤師が作成し，院内LANで閲覧できます．

　図3，表8をパソコンソフトのExcelで作成しておき，院内採用の輸液製剤の栄養素含量を入力しておけば，輸液製剤とその投与量を記載すると，上記の数値を自動的に計算してくれます．

　また，入室時から継続測定している血糖値を確認し，3～6測定/dayの血糖値測定の指示を出し，必要時スライディングスケール（SS），さらに既に栄養療法開始以前に血糖値が180mg/dL以上である，もしくはステロイドパルス療法を行う場合などではインスリン希釈溶液（1U/mL）の持続点滴を開始します．

■ 3. モニタリングによる確認

　上記の血糖値測定＋SSを継続して，目標血糖値（140～180mg/dL）を目指します．開始翌日（以後急性期では連日）には一般採血，C反応性蛋白（C-reactive protein：CRP），血算などを実施し，原疾患のコントロール状況に加え，栄養療法の特に副作用〔血糖（blood sugar：BS），尿素窒素（blood urea nitrogen：BUN），中性脂肪（triglyceride：TG）〕をチェックします．侵襲が継続中には，栄養指標値が改善を示すことはありません．ですからそれを理由に，栄養投与量を増加することは禁じ手です．BS，BUN，TGが想定外の上昇を示せば，投与量を調整してください．

　体重の推移を記録することもモニタリングとして重要です．挿管による不感蒸泄減，急速輸液負荷，複数種の抗菌薬投与，発熱による発汗増，ドレーン排液など多数に因子が連関し，体内水分変動は予測不可能であり，それに静脈栄養（水分投与）を開始したわけですから，体重値変動によってまず体液バランス評価を行います．入院経過とともに異化亢進，ベッド臥床により体蛋白質（主に骨格筋）は減少しますので，それに合わせたdry weightの設定が必要です．急性期の体重増加は，無機能細胞外液（浮腫）の増加以外の何物でもありません．

　入室数日以内に目標設定エネルギー量に近似させる場合は，高度侵襲and/or入院前低栄養がある場合です．その場合，特に入院前低栄養があ

表 8 当院採用栄養輸液・関連薬剤一覧

製品名	分 類	容 量 mL/BG（包装）	熱 量 kcal/BG	kcal/mL
10%ブドウ糖		500	200	0.40
50%ブドウ糖		200	400	2.00
70%ブドウ糖		350	980	2.80
フィジオ®35	10%糖加維持液	500	200	0.40
パレプラス®	水溶性ビタミン含有糖加アミノ酸輸液	500	210	0.42
ハイカリック® RF	高カロリー輸液用 糖・電解質輸液	500	1,000	2.00
ピーエヌツイン® 2 号	高カロリー輸液用 アミノ酸・糖・電解質輸液	1,100	840	0.76
ピーエヌツイン® 3 号	高カロリー輸液用 アミノ酸・糖・電解質輸液	1,200	1,160	0.97
エルネオパ® NF1 号	高カロリー輸液用 アミノ酸・糖・電解質・総合ビタミン・微量元素輸液	1,500	840	0.56
エルネオパ® NF2 号	高カロリー輸液用 アミノ酸・糖・電解質・総合ビタミン・微量元素輸液	1,500	1,230	0.82
アミパレン®	総合アミノ酸輸液	200	80	0.40
ネオアミユー®	腎不全用アミノ酸輸液	200	47.2	0.24
20%イントラリポス®	大豆油由来脂肪乳剤	100	200	2.00
ビタメジン® 注	ビタミン B_1・B_6・B_{12} 配合ビタミン剤	—	—	—
ビタジェクト® 注	高カロリー輸液用総合ビタミン製剤	2	—	—
エレメンミック® 注	高カロリー輸液用微量元素製剤	2	—	—
10%食塩注	補正用電解質液	20	—	—
KCL 注	補正用電解質液	20	—	—
リン酸 Na 補正液	補正用電解質液	20	—	—
硫酸 Mg 補正液	補正用電解質液	20	—	—

特記事項：
・ブドウ糖液，維持液類については糖濃度 10%以上含有している製剤を栄養輸液と定義.
・パレプラス® は水溶性ビタミン含有製剤であるが，一日必要量を満たすには 3〜4BG.
・高カロリー輸液製剤により組成が異なるため注意，特にハイカリック® RF にはリン，カリウムが含まれていない.
・アミノ酸製剤には肝性脳症治療薬として，アミノレバン®，モリヘパミン® の採用もあり.

る場合には，栄養療法開始後の re-feeding syndrome には十二分の注意が必要です.

　以後は，輸液投与量，輸液組成を勘案し徐々に投与エネルギー量，蛋白質量を増加します. 既成品 TPN 製剤ではアミノ酸含量が限られているので，追加で 10%アミノ酸製剤の投与が必要です. 侵襲期における蛋白質適正投与が重視されています. 1 週間〜10 日目以内に，腎機能に問題なければ 1.0〜1.2 g/kg/day を目標値にすることが現状の推奨量です.

　輸液水分制限が必要な症例では，初期から TPN キット 3 号輸液，もしくは（70%ブドウ糖 350 mL＋10%アミノ酸 600 mL＋電解質＋ビタミン＋微量元素）の投与量を減じて（例：20 mL/hr で 500〜600 kcal/day 程度）開始してください. 24 時間経過して余った輸液製剤は廃棄します. ただし，それを繰返す場合には，ビタミン類，微量元素の一日投与量不足には注意してください.

　急性期に脂肪乳剤投与を嫌う医師もいますが，筆者自身は侵襲極期（基質の酸化還元状態が抑制された状態）が過ぎれば，インスリンに依存せず（糖負荷軽減），水負荷軽減効果（単位あたり高エネルギー：1 kcal/mL）もあ

糖質		アミノ酸	脂質	ビタミン	微量元素	電解質 mEq/BG（包装）					mmol	NPC/N	浸透圧比
g/BG	g/mL	g/BG	g/BG			Na	K	Mg	Ca	Cl	P		（約）
50	0.100	—	—	—	—	—	—	—	—	—	—	—	2
100	0.500	—	—	—	—	—	—	—	—	—	—	—	10
245	0.700	—	—	—	—	—	—	—	—	—	—	—	14
50	0.100	—	—	—	—	17.5	10	1.5	2.5	14	5	—	2～3
37.5	0.075	15	—	＋ 水溶性Vのみ	—	17.1	10	2.5	2.5	17.6	5	64	3
250	0.500	—	—	—	＋ Znのみ	25	—	3	3	15	—	—	11
180	0.164	30	—	—	＋ Znのみ	50	30	6	8	50	8	158	5
250.4	0.209	40	—	—	＋ Znのみ	51	30	6	8	50	8	164	7
180	0.120	30	—	＋	＋	75	33	6	6	75	7.6	153	4
262.5	0.175	45	—	＋	＋	75	41	7.5	7.6	75	9	149	5
—	—	20	—	—	—	0.4	—	—	—	—	—	—	3
—	—	11.8	—	—	—	0.4	—	—	—	—	—	—	2
—	—	—	20	成分由来VK	—	—	—	—	—	—	1.5	—	1
—	—	—	—	＋ B群のみ	—	—	—	—	—	—	—	—	—
—	—	—	—	＋	—	—	—	—	—	—	—	—	—
—	—	—	—	—	＋	—	—	—	—	—	—	—	—
—	—	—	—	—	—	34	—	—	—	34	—	—	—
—	—	—	—	—	—	—	20	—	—	20	—	—	—
—	—	—	—	—	—	15	—	—	—	—	10	—	—
—	—	—	—	—	—	—	—	20	—	—	—	—	—

り投与エネルギーを増やしうる，有効な輸液製剤であると考えています．特に末梢静脈栄養法（peripheral parenteral nutrition：PPN）でその有効性が認められます（20％製剤で浸透圧比 1）．注意点は，投与速度（脂肪として 0.1 g/kg/hr 以下）と，脂肪乳剤の粒子径の問題により輸液フィルター（0.2 μm）の患者側から投与することです．

■ 4. 経腸栄養の可能性を確認する

日々モニタリングにより順調に静脈栄養が実施できたとしても，常に経腸栄養（経口摂取）の開始，増量の可能性を検討してください．その点から図 3 に腸管機能評価を入れることも可能です．

腹部症状，循環動態の安定性などから可能であると判断すれば，経腸栄養を少量から（胃内持続投与で 10～15 mL/hr）開始してみてください．急性期では，少なくとも目標投与エネルギー量の 50～60％以上経腸栄養が問題なく，安定して投与できれば，静脈栄養の中止を考慮してください．漫然とした PN，EN の併用は感染リスク，コストベネフィットの点からも中止すべきです．不要になった静脈ルートは，その時点からリスク

以外の何物でもありません.

■ 5. 2週間以上の静脈栄養では CVC に集約する

　少なくとも2週間以上静脈栄養の場合は，末梢静脈の耐用性，必要十分なエネルギー/蛋白質投与と水分投与量の観点から CVC に集約することが原則です．その場合の CVC の刺入部位は，感染症の観点からはエビデンス上，鎖骨下静脈穿刺留置が勧められます[13].

[文　献]

1）海塚安郎：多臓器障害・不全症例の栄養管理の考え方，ポイントは？“重症患者と栄養管理Q＆A，第3版”東口髙志 編. 総合医学社，pp235-248，2012

2）海塚安郎：静脈栄養の適応と開始時期と投与量. 救急・集中治療 27：557-566，2015

3）日本集中治療医学会重症患者の栄養管理ガイドライン作成委員会：日本版重症患者の栄養療法ガイドライン. 日集中医誌 23：185-281，2016

4）McClave SA, Taylor BE, Martindale RG et al；Society of Critical Care Medicine；American Society for Parenteral and Enteral Nutrition：Guidelines for the Provision and Assessment of Nutrition Support Therapy in the Adult Critically Ill Patient：Society of Critical Care Medicine（SCCM）and American Society for Parenteral and Enteral Nutrition（A.S.P.E.N.）. JPEN J Parenter Enteral Nutr 40：159-211, 2016

5）日本集中治療医学会重症患者の栄養管理ガイドライン作成委員会：日本版重症患者の栄養療法ガイドライン；病態別栄養療法. 日集中医誌 24：569-591，2017

6）海塚安郎：静脈栄養. 日本集中治療医学会重症患者の栄養療法ガイドラインをめぐって. ICU と CCU 40：403-415，2016

7）Kondrup J, Rasmussen HH, Hamberg O et al；Ad Hoc ESPEN Working Group：Nutritional risk screening（NRS 2002）：a new method based on an analysis of controlled clinical trials. Clin Nutr 22：321-336, 2003

8）Heyland DK, Dhaliwal R, Jiang X et al：Identifying critically ill patients who benefit the most from nutrition therapy：the development and nitial validation of a novel risk assessment tool. Crit Care 15：R268, 2011

9）Casaer MP, Mesotten D, Hermans G et al：Early versus late parenteral nutrition in critically ill adults. N Engl J Med 365：506-517, 2011

10）Casaer MP, Langouche L, Coudyzer W et al：Impact of early parenteral nutrition on muscle and adipose tissue compartments during critical illness. Crit Care Med 41：2298-2309, 2013

11）Harvey SE, Parrott F, Harrison DA et al；CALORIES Trial Investigators：Trial of the route of early nutritional support in critically ill adults. N Engl J Med 371：1673-1684, 2014

12）Reignier J, Boisramé-Helms J, Brisard L et al；NUTRIREA-2 Trial Investigators；Clinical Research in Intensive Care and Sepsis（CRICS）group：Enteral versus parenteral early nutrition in ventilated adults with shock：a randomised, controlled, multicentre, open-label, parallel-group study（NUTRIREA-2）. Lancet pii：S0140-6736（17）32146-3, 2017 [Epub ahead of print]

13）Parienti JJ, Mongardon N, Mégarbane B et al；3 SIES Study Group：Intravascular Complications of Central Venous Catheterization by Insertion Site. N Engl J Med 373：1220-1229, 2015

特集 **エキスパートに学ぶ栄養管理のすべて**

トピックス編―その常識は正しいか？―

重症患者における経腸・静脈栄養の看護的な問題と対策―その常識は正しいか？―

那覇市立病院 看護部 呼吸ケア・栄養サポート担当 **清水孝宏**
（し みずたかひろ）

Key words 栄養，看護，経腸栄養，静脈栄養

point

▶ 重症患者の栄養管理は重要な患者管理の一つとして認識されてきている.

▶ 栄養療法が可能であれば経腸栄養が推奨されているが，経腸栄養ができなければ静脈栄養も検討する.

▶ 経腸栄養では嘔吐や下痢といった合併症，静脈栄養ではカテーテル感染などが問題となる.

▶ これら栄養管理における合併症の予防には看護ケアが大きな役割を果たしている.

Q 経腸栄養で下痢をする場合，何か工夫はありませんか？

A 経腸栄養管理で問題となる合併症の一つが下痢です. 重症患者に経腸栄養を実施すると78％の患者に下痢を認めたという報告[1]もあります. このように，重症患者では下痢という合併症はある程度やむを得ないものと認識しなければなりません. では下痢を起こしにくい経腸栄養投与はあるのでしょうか. 経腸栄養の投与方法は，一回量をボーラスで注入あるいは数時間かけて投与する**間欠投与**と，24時間または12時間など1時間あたり20〜30 mLをゆっくり経腸栄養ポンプを用いて投与する**持続投与**があります. 間欠投与と持続投与の下痢の発生を調べた研究はいくつか存在します. 熱傷患者に対し持続投与と間欠投与（ボーラス投与）を比較した研究[2]では，**持続投与で有意に下痢が減少**しています（$p＝0.05$）. その他，有意差が出ていない報告もありますが，共通するのはどの研究[3,4]においても持続投与で下痢は少ない傾向を示していることです. 筆者の施設でも，経腸栄養ポンプを導入し持続投与を開始してからは，明らかに下痢が減った印象です. 一度下痢が発生してしまうと，看護ケアが増え，その分重症患者に行う重要なケアにも影響するので，重症患者の経腸栄養開始は**経腸栄養ポンプ（図1）**を用いた持続投与から開始することをお勧めします.

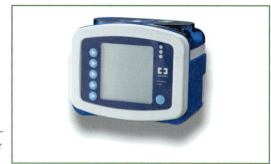

図1 経腸栄養ポンプ
経腸栄養ポンプカンガルーJoey™（提供：日本コヴィディエン株式会社）

Q 経腸栄養で便秘をすることはありますか？

先述したように，経腸栄養ポンプを用いた持続投与は下痢予防に有効ですが，便秘という問題が起こることがあります．便秘になると排泄ケアが少なくなるので看護師たちはそれほど問題視しないかもしれません．ところが便秘が何日も続き，腹部膨満が起こった場合には腹腔内圧の上昇が起こる場合があります[5]．腹腔内圧上昇（intra-abdominalhypertention：IAH）は重症化すれば**腹部コンパートメント症候群**（abdominal-compartment syndrome：ACS）をひき起こし，腹腔内臓器の灌流圧低下や横隔膜挙上による肺への負荷にもつながります．また重症患者では腸管粘膜の透過性が亢進しているため，容易に細菌のリンパ，血液への移行も考えられます（bacterial translocation）．そのため，便秘には積極的に対処する必要があると考えます．

便秘の対処についてですが，直腸粘膜に刺激を与え排便を促すビサコジル（テレミンソフト坐薬™）を用いる場合や，緩下剤，浣腸など患者の状態に応じて選択します．

Q 胃内残量は測定していますか？

胃内残量（gastric residual volume：以下GRV）については，経腸栄養剤の消化吸収を評価するために以前は6時間ごと，8時間ごとといったルーチンに測定していた施設も多いのではないでしょうか．2009年の米国静脈経腸栄養学会（American Society for Parenteral and Enteral Nutrition：ASPEN）と米国集中治療医学会（Society of Critical Care Medicine：SCCM）ガイドライン[6]ではGRVが250～500mLならば経腸栄養を中断しないよう明記していました．その後2013年に行われた多施設449名の無作為化比較試験（randomized controlled trial：RCT）[7]では6時間ごとのGRV測定（250mL）と嘔吐をした場合に中断する群と，嘔吐した場合に中断する群とに分け比較しています．その結果，合併症や人工呼吸器装着日数，死亡数や在院日数に差はなく，**GRVを測定した群**

で目標栄養投与量への到達が遅いという結果が出ました．GRV を何時間ごと，というようなチェックをすると経腸栄養投与が進まないというデメリットが生じるため，2016 年に改訂された ASPEN と SCCM のガイドライン[8]でもルーチンな GRV 測定はしないよう明記されています．GRV を測定するのは看護師です．50 mL のカテーテルシリンジを用い，それを測定する業務量は結構大変です．あまり測定の意義が少なく，かえって測定することで栄養投与が遅くなるという結果が出ているので，見直すケアの一つと考えられます．

 誤嚥を予防するためには頭部挙上が良いのですか？

経腸栄養中の合併症の一つに誤嚥があります．誤嚥を予防する看護ケアとして頭部挙上があります．Drakulovic らが 1999 年に行った頭部挙上 30～40°維持が肺炎発生率を低下させた報告[9]をきっかけに，頭部挙上は誤嚥予防に重要といわれ始めました．一方，2011 年に行われたシステマティックレビュー[10]では人工呼吸管理中の頭部挙上は肺炎のリスクを下げる明確な根拠にはならないとしています．しかし，レビューをまとめた専門家の推奨として，頭部挙上 20～45°可能ならば 30°以上を（頭部挙上のリスクがなければ）するべきとしています．頭部挙上は人工呼吸器ケアバンドルなどでも推奨されるケアの一つです．頭部挙上は気管挿管人工呼吸管理が行われている患者の抜管までの期間を短くする[11]ことから，重要なケアであることに異論はなさそうです．臨床では看護師の認識で頭部挙上の角度が決められている場面が多いのではないでしょうか．経腸栄養中の誤嚥を予防しうる重要なケアとして是非，医師が明確な頭部挙上角度を指示すべきでしょう．

 胃管はサンプチューブと栄養チューブのどちらを選ぶべきですか？

胃管には主に 2 種類のチューブが存在します．胃内容物の排出を目的としたチューブがサンプチューブで，薬剤や栄養剤の注入を目的としたチューブが栄養チューブです．サンプチューブには**図 2** のように先端にはいくつかの孔が存在し，胃内容物のドレナージや胃内圧の減圧に向いています．そのため，重症患者への気管挿管時には同時に胃内容物の性状や色調など胃内容物の観察の目的でサンプチューブを挿入する場面が多いと考えられます．先述した GRV の測定についても，栄養チューブのような細い口径のチューブでは測定誤差があるため，正しく評価するにはサンプチューブが必要です．サンプチューブはドレナージや胃内圧減圧に向いていますが，薬剤や栄養剤の注入も可能です．しかしサンプチューブは太く材質も硬いため，排液を目的として使用していなければ材質の柔

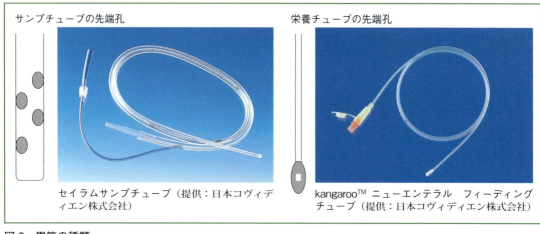

図2 胃管の種類

らかい栄養チューブへの交換が妥当と考えます．その理由として，健常者を対象とした嚥下に関する研究[12]では，口径の小さいチューブであるほど嚥下に及ぼす影響は少なくなります．つまり誤嚥を予防するという意味では口径の小さな栄養チューブが有利かもしれません．

便失禁管理システムはどんなときに使用しますか？

便失禁管理システム（**図3**）は重症熱傷や臀部，肛門周囲の外傷，仙骨部の褥瘡患者などに用いる場合があります．便失禁管理システムをこのようなケースに用いることにより，熱傷患者の尿路感染率および軟部組織感染率の低下や，失禁関連皮膚障害のスキントラブルの予防や改善が報告されています．それ以外にも，激しい下痢で頻繁な排泄ケアを必要とするケースや，ショックなどで体位変換でも循環変動を起こす患者などへ臨床では使用する機会が多いです．我が国ではConvaTec社製のフレキシシール® SIGNALとメディコン社製のディグニシールド®が臨床では普及しています．両製品とも直腸内でドーナツ型あるいはお椀型のバルーンが膨らみ，排便がバッグにドレナージされる製品です．バルーンに注入する水の量をきちんと遵守し，バルーンが牽引されないように管理することが重要です．筆者の施設で便失禁管理システムを15日間挿入した重症膵炎の剖検例では，直腸粘膜の損傷は認めませんでした．看護師にとって排泄ケアは重要なケアの一つですが，それ以外の重要なケアも沢山あります．便失禁管理システムは対象を選び，**安全に配慮すれば有用な排泄管理ができるシステム**です．

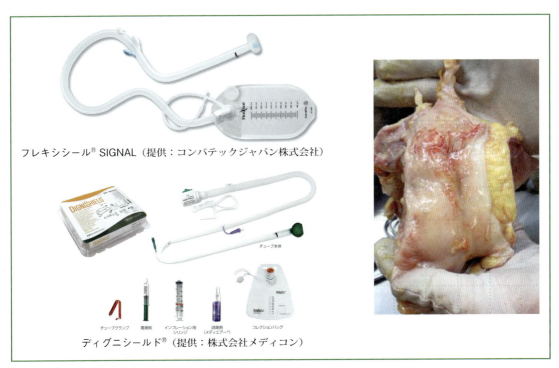

図3 便失禁管理システム

 開放式と閉鎖式，感染の視点からどちらを選ぶべきですか？

 栄養剤を投与する方法は2つ存在します（図4）．1つは栄養剤の入っているパッケージまたは缶を開き，別の容器に移し投与する開

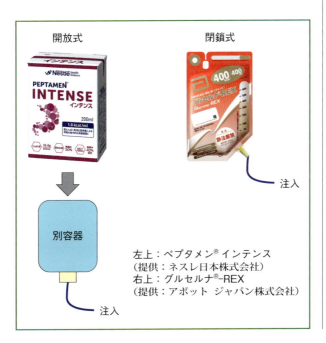

図4 栄養剤投与方法

放式です．もう1つは栄養剤のパッケージに直接注入ルートを取り付けて注入するタイプのもので，これを閉鎖式といいます．重症患者に開放式と閉鎖式の両方を比較した観察研究[13]では下痢発生率に有意差はありませんでした．そのため，どちらを選択すべきか十分な根拠はないので，どちらを選択しても問題ないと考えます．我が国で市販されている栄養剤には様々な製品があり，患者の状態により栄養組成や含有水分量を考慮して栄養剤を選択しているのが現状ではないでしょうか．開放式，閉鎖式のいずれかで栄養剤を選択することは感染の視点からは意味があるとはいえません．それよりも手指衛生の徹底や，パッケージを開けるハサミの衛生状態を気にするべきです．

Q 中心静脈・末梢静脈カテーテルの交換頻度はどれくらいですか？

 中心静脈カテーテルを定期的に交換してもカテーテル関連血流感染の発生率は変わらないことから，カテーテルの交換頻度は感染が疑われた時に行うことが推奨されています[14]．

末梢静脈カテーテルについては96時間以降の交換でも静脈炎の発生率は変わらないことが報告されています．そのため点滴漏れや感染，静脈炎など臨床的に問題がないかぎり，72～96時間ごとの交換は必要ありません．

Q 中心静脈カテーテル挿入時の感染予防対策はどうしていますか？

 2012年に行われたメタ解析[15]では，中心静脈カテーテルの留置部位によるカテーテル関連血流感染に差はありませんでした．感染に至らないコロニー形成は鎖骨下静脈では少ない傾向だが感染率に差がない，という報告[16]があります．また，中心静脈カテーテルのコロニー形成と感染率には差がない，という報告[17]もあります．その一方で，①**手指衛生**，②**マキシマムプリコーション**，③**2％クロルヘキシジン皮膚消毒（日本では使用不可）**，④**大腿静脈留置を避ける**，⑤**不必要なカテーテルの抜去**，という5つのバンドルを遵守した結果，カテーテル関連血流感染が18ヵ月間なくなったという報告[18]があります．このバンドルの③以外はすぐにでも取り入れられる管理方法なので，徹底すべき臨床管理と考えられます．

[文　献]

1) Jack L, Coyer F, Courtney M et al：Diarrhoea risk factors in enterally tube fed critically ill patients：a retrospective audit. Intensive Crit Care Nurs 26：327-334, 2010
2) Hiebert JM, Brown A, Anderson RG et al：Comparison of continuous vs intermittent tube feedings in

adult burn patients. JPEN J Parenter Enteral Nutr 5：73-75, 1981

3） Ciocon JO, Galindo-Ciocon DJ, Tiessen C et al：Continuous compared with intermittent tube feeding in the elderly. JPEN J Parenter Enteral Nutr 16：525-528, 1992

4） Steevens EC, Lipscomb AF, Poole GV et al：Comparison of continuous vs intermittent nasogastric enteral feeding intraumapatients：Perceptions and practice. Nutr Clin Pract 17：118-122, 2002

5） De Waele JJ, De Laet I, Kirkpatric AW et al：Intra-abdominal Hypertension and Abdominal Compartment Syndrome. Am J Kidney Dis 57：159-169, 2011

6） McClave SA, Martindale RG, Vanek VW et al；A.S.P.E.N. Board of Directors；American College of Critical Care Medicine；Society of Critical Care Medicine：Guidelines for the Provision and Assessment of Nutrition Support Therapy in the Adult Critically Ill Patient：Society of Critical Care Medicine（SCCM）and American Society for Parenteral and Enteral Nutrition（A.S.P.E.N）. JPEN J Parenter Enteral Nutr 33：277-316, 2009

7） Reignier J, Mercier E, Le Gouge A et al；Clinical Research in Intensive Care and Sepsis（CRICS）Group：Effect of not monitoring residual gastric volume on risk of ventilator-associated pneumonia in adults receiving mechanical ventilation and early enteral feeding：a randomized controlled trial. JAMA 309：249-256, 2013

8） Taylor BE, McClave SA, Martindale RG et al；Society of Critcal Care Medicine；American Society for Parenteral and Enteral Nutrition：Guidelines for the Provision and Assessment of Nutrition Support Therapy in the Adult Critically Ill Patient：Society of Critical Care Medicine（SCCM）and American Society for Parenteral and Enteral Nutrition（A.S.P.E.N.）. Crit Care Med 44：390-438, 2016

9） Drakulovic MB, Torres A, Bauer TT et al：Supine body position as a risk factor for nosocomial pneumonia inmechanically ventilated patients：a randomised trial. Lancet 354：1851-1858, 1999

10） Niël-Weise BS, Gastmeier P, Kola A et al；Bed Head Elevation Study Group：An evidence-based recommendation on bed head elevation for mechanically ventilated patients. Crit Care 15：R111, 2011

11） Klompas M, Li L, Kleinman K et al：Associations Between Ventilator Bundle Components and Outcomes. JAMA Intern Med 176：1277-1283, 2016

12） Nishi M, Takehara I, Ikai T et al：Effects of nasogastric tubes on swallowing：frequency of swallowing, residue and back flow of bolus. Jpn J Rehabil Med 43：243-248, 2006

13） Silva SM, Assis MC, Silveira CR et al：Open versus closed enteral nutrition systems for critically ill adults：is there a difference? Rev Assoc Med Bras 58：229-233, 2012

14） O'Grady NP, Alexander M, Burns LA et al；Healthcare Infection Control Practices Advisory Committee（HICPAC）.：Guidelines for the prevention of intravascular catheter-related infections. Clin Infect Dis 52：e162-e193, 2011

15） Marik P, Flemmer M, Harrison W：The risk of catheter-related bloodstream infection with femoral venous catheters as compared to subclavian and internal jugular venous catheters：a systematic review of the literature and meta-analysis. Crit Care Med 40：2479-2485, 2012

16） Gowardman JR, Robertson IK, Parkes S et al：Influence of insertion site on central venous catheter colonization and bloodstream infection rates. Intensive Care Med 34：1038-1045, 2008

17） Deshpande KS, Hatem C, Ulrich HL et al：The incidence of infectious complications of central venous catheters at the subclavian, internal jugular, and femoral sites in an intensive care unit population. Crit Care Med 33：13-20, 2005

18） Pronovost P, Needham D, Berenholtz S et al：An intervention to decrease catheter-related bloodstream infections in the ICU. N Engl J Med 355：2725-2732, 2006

前線医療の処置マニュアル

● 著者：佐々木　勝
（内閣官房参与／東京都保健医療公社 副理事長）

究極の現場で、命をつなぐための究極の医療の知識と技!!

アメリカの戦傷医療システムをベースに、前線における救護活動の考え方と実践的な救命処置を解説した初の前線医療専門書。銃創、爆風損傷、外傷性切断など、日常救急医療の知識だけでは対応が難しい特殊な外傷への救命技術が多く紹介されている。救命・救急医療に携わるすべての人に知ってほしい"究極のノウハウ"が詰まった一冊！

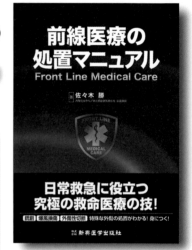

B5判　100頁
定価（本体価格3,500円＋税）
ISBN 978-4-88002-769-2

主要目次

1章　戦傷医学とTCCC
1. **戦傷傷病者治療戦略（TCCC）**　1. 戦場における治療戦略システム／2. 米国におけるTCCCの普及／3. TCCCの目標と治療原則／4. TCCCにおける前線医療
2. **戦傷医学の基本**　1. 平時の救急医療と戦傷医療の違い／2. 戦死・戦傷分析／3. 戦傷の疫学／4. 戦傷医学・医療の方向性

2章　前線医療：CUF・TFC・TECの実践
1. **砲火下の医療（CUF）**　1. CUFの基本的行動／2. CUFにおける主な外傷／3. CUFにおける止血／4. CUFにおける気道確保／5. CUFにおける頸椎保護
2. **戦術的野外医療（TFC）①　—基本処置：MARCH—**　1. M：大量出血／2. A：気道／3. R：呼吸／4. C：循環（輸液）／5. H：低血圧、低酸素症、頭部外傷、低体温
3. **戦術的野外医療（TFC）②　—その他の外傷処置—**　1. 眼外傷／2. モニタリングと外傷の再評価／3. 疼痛管理／4. 抗生剤／5. 戦場における心肺蘇生術（CPR）／6. 敵兵の治療
4. **戦術的後送医療（TEC）**　1. 気道確保／2. 呼吸／3. 出血／4. 静脈路確保／5. トラネキサム酸（TXA）／6. 頭部外傷／7. 輸液蘇生／8. 低体温予防／9. 穿通性眼外傷／10. モニタリングと生体力学／11. 疼痛管理／12. 抗生剤／13. 熱傷／14. ショックパンツ（pneumatic antishock garment: PASG）／15. 心肺蘇生／16. 敵兵の治療／17. 記録

株式会社 新興医学出版社
〒113-0033　東京都文京区本郷6-26-8
TEL. 03-3816-2853　FAX. 03-3816-2895
http://www.shinkoh-igaku.jp
e-mail: info@shinkoh-igaku.jp

日本版
敗血症診療ガイドライン 2016
（J-SSCG 2016）
The Japanese Clinical Practice Guidelines
for Management of Sepsis and Septic Shock 2016
ダイジェスト版

一般社団法人 日本集中治療医学会
一般社団法人 日本救急医学会

新刊 発売中！

電子版ダウンロード 無料サービス付き！

● B5判 204頁／定価（本体 2,500円＋税）
ISBN 978-4-88003-915-2

力の300題

麻酔科総合講義

新刊 発売中！

～国試突破から
　　初期研修サバイバルまで～

髙田真二 著
帝京大学医学部麻酔科学講座
医学教育センター 准教授

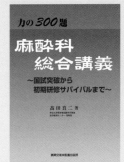

☞ 国試問題を手がかりに，研修医になってからも使える活きた知識，将来どの領域を専攻した場合でも応用できる臨床医としての土台を身につけられる講義！
――まもなく医師の道を歩き始める全国の医学部6年生だけでなく，麻酔科をローテート中の初期研修医の皆さん，さらに講義や臨床実習で日々学生の指導にあたっておられるベテランの麻酔科医の方々に…

● B5判／392頁
● 定価（本体 4,300円＋税）
ISBN 978-4-88003-913-8

TEE PTEeXAM/JB-POT の試験対策や
TEE を極める実践書として欲しい1冊！　好評 発売中

動画付
解きながらレベルアップ
　　経食道心エコー問題集

監訳／溝部俊樹

B5判・444頁　定価（本体 14,000円＋税）
ISBN：978-4-88003-871-1 C3047

初心者から研修医のための
経食道心エコー II
　　部長も科長も もう初級者

監修／野村　実｜編集／国沢卓之

B5判・550頁　定価（本体 12,500円＋税）
ISBN：978-4-88003-866-7 C3047

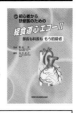

周術期経食道心エコー図
　――効率的に学ぶために

監訳／溝部俊樹

A5判・444頁　定価（本体 12,000円＋税）
ISBN：978-4-88003-859-9 C3047

初心者から研修医のための
経食道心エコー
　　部長も科長も みんな初心者

監修／野村　実｜編集／国沢卓之

B5判・308頁　定価（本体 6,200円＋税）
ISBN：978-4-88003-811-7 C3047

☞ ご注文は最寄りの書店または小社営業部まで【E-mail:info@sshinko.com】でも受け付けています．

〒106-0047 東京都港区南麻布2丁目8番18号
電話（03）3798-3315　FAX（03）3798-3096

真興交易㈱医書出版部

URL : http://www.sshinko.com
E-mail : info@sshinko.com

総合医学社 刊行物 購読申込書 FAX：03-3219-0410

総合医学社 営業部　行

年　　月　　日

□『救急・集中治療』	2018年度 年間購読（6冊＋臨増号1冊）特別価格 40,000円·税込
□『救急・集中治療』	バックナンバー　（　　　）巻（　　　）号（　　　）部

□ 書籍　　（書名）『　　　　　　　　　　　　　　　　　　　　　』（　　　）部
　　　　　　　　　　『　　　　　　　　　　　　　　　　　　　　　』（　　　）部
　　　　　　　　　　『　　　　　　　　　　　　　　　　　　　　　』（　　　）部
　　　　　　　　　　『　　　　　　　　　　　　　　　　　　　　　』（　　　）部
　　　　　　　　　　『　　　　　　　　　　　　　　　　　　　　　』（　　　）部
　　　　　　　　　　『　　　　　　　　　　　　　　　　　　　　　』（　　　）部

お名前（フリガナ）

送付先ご住所　　　　ご自宅　　　　ご勤務先　　（どちらかに○をお付けください）
〒　　　　－

ご勤務先 / 学校名　　　　　　　　　　　　　　　　部 署

TEL：　　　－　　　　－　　　　　　　　FAX：　　　－　　　　－

E-mail：

上記のデータは，商品の発送および出版目録送付以外の目的には使用致しません.

アンケート　（＊よろしければ，アンケートのご協力，お願いいたします.）

◆どのようにして本誌をお知りになりましたか？
　　□ 書店で　　　□ ダイレクトメールで　　　□ 人に薦められて
　　□ 広告で（紙・誌名：　　　　　　　　　　　　　　　　　　　）
　　□ 書評で（紙・誌名：　　　　　　　　　　　　　　　　　　　）
　　□ その他（　　　　　　　　　　　　　　　　　　　　　　　　）

◆今後どのような「特集」をお読みになりたいと思いますか？

◆本誌についてのご意見，ご感想をお聞かせください.

本誌バックナンバーのご案内

＊バックナンバーのご注文は，最寄りの医学書取り扱い書店，または小社までお願い致します．
†：品切れ

25巻 1・2号 ER・ICU で必要な**注射用抗菌薬**―エキスパートの考え方と使い方―	（編：舘田一博）	定価（本体5,600円＋税）
3・4号 ER・ICU で必要な**循環器薬の知識と使い方**―日米のエビデンスの狭間で― †➡関連書籍	（編：香坂　俊）	定価（本体5,600円＋税）
5・6号 あなたなら，どう動く？**不整脈診療Q&A**―しのぐ・備える・攻める―	（編：村川裕二）	定価（本体5,600円＋税）
7・8号 5大原則で苦手克服！**急性中毒攻略法**―症例から学ぶ診療の基本と精神科的評価＆対応―	（編：上條吉人）	定価（本体5,600円＋税）
9・10号 今知りたい！**集中治療の最新論点**―Pro & Con ディベート―	（編：岡元和文）	定価（本体5,600円＋税）
11・12号 **けいれん・けいれん重積発作**―救急外来から てんかん診療へ―	（編：加藤正哉）	定価（本体5,600円＋税）
26巻 1・2号 かゆいところに手が届く**循環器救急**―EBMだけでは解決できない疑問に答える―	（編：田邉健吾，中澤　学）	定価（本体5,600円＋税）
3・4号 **徹底ガイド急性血液浄化法** 2014-'15	（編：篠崎正博，秋澤忠男）	定価（本体6,000円＋税）
5・6号 **徹底ガイドDICのすべて** 2014-'15	（編：丸藤　哲）	定価（本体6,500円＋税）
7・8号 **Damage Control Resuscitation**―重症外傷の凝固線溶異常に対する蘇生のすべて―	（編：久志本成樹）	定価（本体5,600円＋税）
9・10号 **人工呼吸管理**―その常識は正しいか？―	（編：大塚将秀）	定価（本体5,600円＋税）
11・12号 **症例とQ&Aで学ぶ最新のECMO**	（編：市場晋吾）	定価（本体5,600円＋税）
27巻 1・2号 救急・集中治療医のための**心エコー**―FOCUSに基づいた評価法をマスターする―	（編：山本　剛）	定価（本体4,600円＋税）
3・4号 **小児ICU**―その常識は正しいか？―	（編：中川　聡）	定価（本体4,600円＋税）
5・6号 重症病態を診る！**モニタリングの魅力**―ER, ICU, OPE室での症例から学ぶ―	（編：川前金幸）	定価（本体4,600円＋税）
7・8号 重症病態の**栄養治療**―最新の知識とその実践―	（編：小谷穣治）	定価（本体4,600円＋税）
9・10号 病態ごとの**輸液管理**―その常識は正しいか？―	（編：岡元和文）	定価（本体4,600円＋税）
11・12号 **sepsis・SIRS**―その常識は正しいか？―	（編：久志本成樹）	定価（本体4,600円＋税）
臨増号 ER・ICUでの**薬の使い方・考え方**2016-'17―エキスパートの実践と秘訣に学ぶ―	（編：岡元和文）	定価（本体6,800円＋税）
28巻 1・2号 **心不全**―その常識は正しいか？―	（編：猪又孝元）	定価（本体4,600円＋税）
3・4号 **急性腎障害，慢性腎臓病**―その常識は正しいか？―	（編：秋澤忠男）	定価（本体4,600円＋税）
5・6号 **肝不全**―その常識は正しいか？―	（編：吉治仁志）	定価（本体4,600円＋税）
7・8号 **感染症診療**―その常識は正しいか？―	（編：志馬伸朗）	定価（本体4,600円＋税）
9・10号 **小児の呼吸管理**―その常識は正しいか？―	（編：植田育也）	定価（本体4,600円＋税）
11・12号 **神経集中治療**―いま最も知りたい20の論点―	（編：黒田泰弘）	定価（本体4,600円＋税）
臨増号 これだけは知っておきたい**循環管理**―研修医からの質問323―	（編：山科　章）	定価（本体6,000円＋税）
29巻 1・2号 **ARDS**―その常識は正しいか？―	（編：大塚将秀）	定価（本体4,600円＋税）
3・4号 **不整脈**―その常識は正しいか？―	（編：里見和浩）	定価（本体4,600円＋税）
5・6号 **ショック管理**―ショックと臓器障害連関のメカニズム―	（編：垣花泰之）	定価（本体4,600円＋税）
臨増号 ER・ICUにおける**手技の基本と実際**―ベテランに学ぶトラブル回避法―	（編：西村匡司）	定価（本体6,400円＋税）
7・8号 **抗菌薬**―その常識は正しいか？―	（編：志馬伸朗）	定価（本体5,600円＋税）
9・10号 エキスパートに学ぶ**呼吸管理のすべて**	（編：大塚将秀）	定価（本体4,600円＋税）
11・12号 エキスパートに学ぶ**輸液管理のすべて**	（編：鈴木武志）	定価（本体4,600円＋税）

関連書籍			
救急・集中治療のための**輸液管理Q&A**―研修医からの質問385―〔第3版〕	（2017年3月刊）	（編：岡元和文）	定価（本体4,600円＋税）
徹底ガイド**小児の呼吸管理Q&A**〔第3版〕	（2016年10月刊）	（編：植田育也）	定価（本体5,600円＋税）
救急・集中治療医学レビュー 2016-'17	（2016年2月刊）	（監：島崎修次，前川剛志）	定価（本体12,000円＋税）
救急・集中治療 最新ガイドライン 2016-'17	（2016年1月刊）	（編：岡元和文）	定価（本体6,800円＋税）
ER・ICUで必要な**循環器薬の知識と使い方**―日米のエビデンスの狭間で―〔新装版〕	（2015年1月刊）	（編：香坂　俊）	定価（本体5,600円＋税）
人工呼吸器と集中ケアQ&A―ベッドサイドからの質問286―〔第2版〕	（2014年3月刊）	（編：岡元和文）	定価（本体5,600円＋税）
呼吸管理Q&A―研修医からの質問316―〔第3版〕	（2014年3月刊）	（編：相馬一亥，岡元和文）	定価（本体5,600円＋税）
PCAS 心停止後症候群に対する神経集中治療―適応，方法，効果―	（2014年2月刊）	（編：黒田泰弘）	定価（本体6,800円＋税）
ワンランク上の**検査値の読み方・考え方**―ルーチン検査から病態変化を見抜く―〔第2版〕	（2014年1月刊）	（編：本田孝行）	定価（本体5,000円＋税）
徹底ガイド**心不全Q&A**―プレホスピタルから慢性期まで―〔第2版〕	（2013年10月刊）	（編：佐藤直樹）	定価（本体5,600円＋税）
重症患者と栄養管理Q&A〔第3版〕	（2012年11月刊）	（編：東口髙志）	定価（本体5,600円＋税）

お問い合わせ先：総合医学社　〒101-0061　東京都千代田区神田三崎町1-1-4 MK88ビル
電話 03(3219)2920　FAX 03(3219)0410

● Honorary Editors	● Editors	● Editorial Board （五十音順）			
天羽敬祐	岡元和文	相川直樹	丸藤　哲	炭山嘉伸	橋本洋一郎
早川弘一	行岡哲男	今中秀光	木村昭夫	代田浩之	林　成之
島崎修次	横田裕行	植田育也	久木田一朗	妙中信之	平出　敦
相馬一亥	久志本成樹	上山昌史	国元文生	竹田　省	本田孝行
山科　章	大塚将秀	氏家良人	公文啓二	田中啓治	丸川征四郎
	志馬伸朗	内野博之	神津　玲	鶴田良介	三田村秀雄
	松田直之	遠藤重厚	坂本哲也	寺岡　慧	箕輪良行
	山本　剛	小川久雄	佐藤直樹	長尾　建	山田芳嗣
		上條吉人	篠﨑正博	布宮　伸	山本保博
		川名正敏	鈴川正之	野々木宏	四津良平
		川前金幸			

■次号予告（Vol. 30 No.2）

特　集　『**ER, ICU のための循環器疾患の見方, 考え方**
　　　　　―エキスパートの診断テクニック― 』　　　編集：佐藤直樹（日本医科大学武蔵小杉病院 循環器内科）

Ⅰ．胸痛・背部痛
【総　論】
　・疼痛の鑑別
【各　論】
　・急性冠症候群
　・急性大動脈解離・大動脈瘤
　・急性心膜炎
　・急性下肢虚血
Ⅱ．呼吸困難・動悸
【総　論】
　・呼吸困難・動悸
【各　論】
　・急性心原性肺水腫

　・急性肺血栓塞栓症
　・心房細動
　・心室性不整脈
Ⅲ．発　熱（感染症）
【総　論】
　・発熱（感染症）
【各　論】
　・急性心筋炎
　・感染性心内膜炎
Ⅳ．浮　腫
【総　論】
　・浮　腫

【各　論】
　・急性心不全による体液貯留
　・急性右心不全（慢性の急性増悪も含む）
　・収縮性心外膜炎（慢性の急性増悪も含む）
　・血栓性静脈炎
Ⅴ．ショック・意識障害
【総　論】
　・ショック・意識障害
【各　論】
　・心原性ショック
　・心タンポナーデ
　・心室頻拍・細動（Brugada 症候群等を含む）

救急・集中治療　Vol. 30 No. 1
2018 年 1 月 20 日 ©

特集　エキスパートに学ぶ
栄養管理のすべて

特集編集：小谷穣治

1 部定価（本体 5,600 円＋税）

発　行　者　渡 辺 嘉 之
発　行　所　株式会社 総合医学社
　　〒101-0061　東京都千代田区神田三崎町1-1-4
　　TEL 03-3219-2920
　　FAX 03-3219-0410
　　E-mail：sogo@sogo-igaku.co.jp
　　URL：http://www.sogo-igaku.co.jp/
　　振替 00130-0-409319

印 刷 所　シナノ印刷株式会社

● 広告取扱　㈱医薬広告社　〒113-0033　東京都文京区本郷 2-26-3 電子ビル　Tel. 03(3814)1971
　　　　　　福田商店広告部　〒541-0046　大阪市中央区平野町 3-2-13 平野中央ビル 4 階　Tel. 06(6231)2773

・本誌に掲載する著作物の複製権・上映権・譲渡権・公衆送信権（送信可能化権を含む）は株式会社総合医学社が保有します.
・ JCOPY ＜(社)出版者著作権管理機構　委託出版物＞
　本誌の無断複写は著作権法上での例外を除き禁じられています. 複写される場合は, そのつど事前に, (社)出版者著作権管理機構（電話 03-3513-6969, FAX 03-3513-6979, e-mail：info@jcopy.or.jp）の許諾を得てください.